真健康
HEALTH

臺北醫學大學醫學研究所博士
臺灣抗老化學會理事長
劉吉豐◎著

一天5分鐘，注音符號養生法

運用「ㄚ、ㄣ、ㄥ、ㄤ、ㄨ」5個注音符號，
就能讓你身體好健康！

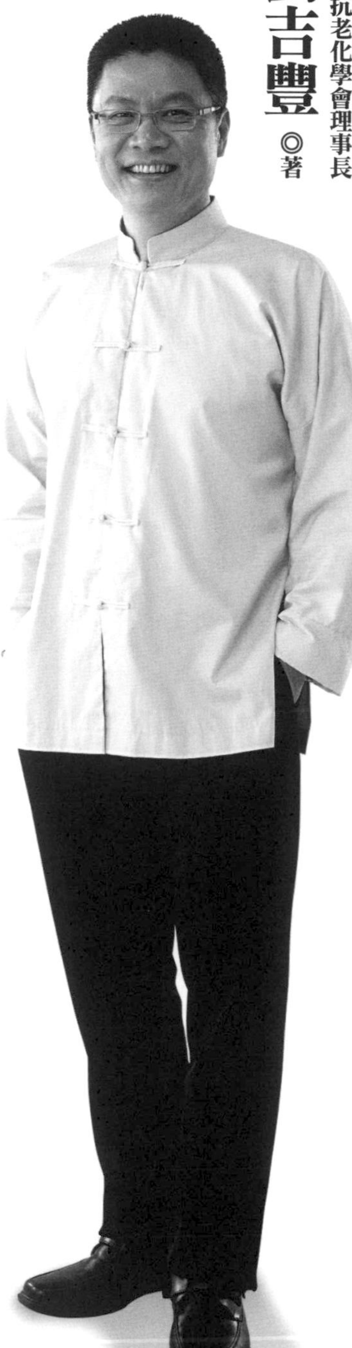

推薦序

擁有健康的身心靈，才能行得長遠

【佛光山寺第六任住持】心定和尚

現代人汲汲營營追求生活上的富足，卻用了最珍貴的健康財來換取，往往擁有了不匱乏的物質生活之後，才猛然驚覺身心靈因為承受了過度壓力而失衡，從情緒上的不舒服症狀，衍生出身體上的病痛，過著外在富有、內心卻不快樂的生活。

深諳再多名利追求也不若健康來得重要的吉豐兄，以自身多年教學及研究自然養生法經驗撰寫出版成書，為疾病所苦的朋友們帶來了一大福音。透過簡單易學的耳穴按壓及發音方式來改善自體健康，從有所改善的案例中也能見證博大精深的先人中醫智慧結合自然養生法的良效，幫助許多人重拾人生中最寶貴的財富，功德無量。也願此書能與讀者廣結善緣，祝福大家平安健康。

目錄

第一章
養生，從生活做起……007

第二章
你為什麼會生病？……029

第三章
遠離藥物、不傷身的自然療法，
才是真正的健康之道……079

第四章
耳穴按壓法，按按捏捏好健康……091

第五章
人人都能輕鬆學會的注音符號養生法……129

附錄
十種常見症狀保健一覽表……183

第一章
養生，從生活做起

不打針、不吃藥，改善自律神經

投入自然醫學的開始

從國防醫學院藥理研究所畢業後，我在台北護理學院教了五年書，之後在台北醫學大學醫學研究所繼續攻讀博士。在一個偶然的機會下，我用蜂膠、川芎所萃取的生物鹼等一些天然藥材做動物研究，發現它對某些疾病有幫助，而且副作用小，因而對中醫產生了濃厚的興趣。

當時因為產學合作的關係，我也有機會接觸到一些醫藥廠商提供的另類療法資源，例如遠紅外線對於人體的一些症狀有改善效果，於是便將中醫的穴位原理，運用於遠紅外線做研究，結果得到的成效相當驚人！從此以後，我便一頭鑽進自然醫學的研究領域之中。

自然醫學主要在強調不打針、不吃藥，以最自然的方式來治療疾病，改善身體健康。

自律神經失調是「萬病之源」

自然醫學的範圍很廣，包括精油療法、禪修、氣功、瑜伽、音療、耳穴貼壓法……等等，而之所以被稱作「自然醫學」，主要在強調不打針、不吃藥，以最自然的方式來治療疾病，改善身體健康。經過多年來的研究成果，讓我堅信，採用非傷害性的自然醫學養生法能夠有效改善人們的健康問題，不見得一有身體上的小病痛就非得去醫院服藥打針不可。

此外，我也深切體認到自律神經的重要。我和研究團隊曾經針對更年期肥胖、更年期失眠、洗腎等個案進行一連串研究，研究結果顯示，當他們改善了自律神經失調的問題之後，困擾他們的宿疾也有了明顯的改善。其中一位採用吸入薰衣草精油來治療的更年期婦女，幾週之後，原本的失眠問題已不再困擾著她，因失眠而苦的壞情緒也一掃而空。後來，這篇研究報告還被刊登在著名的醫學權威《SCI》

期刊中。

在個人的自然醫學研究生涯中，我發現，許多大大小小的不同病症，往往都是由自律神經失調所引起；有些人一開始只是輕微的胸悶、失眠、頭痛，因為不去正視處理這些身體發出的警訊，最後引發臟器發炎，導致嚴重的疾病，甚至罹患令人聞之色變的癌症，因此我稱自律神經失調為「萬病之源」。

利用自然醫學來改善自律神經的成果不容小覷，這也是我為什麼大力推薦自然養生法給那些努力追求健康、或者正在為疾病所苦的人。

「劉教授，我嘗試過自然五音法和耳穴按壓法之後，不舒服的症狀眞的改善了耶！」

每當聽見有人這樣說時，我除了替他們感到高興之外，也衷心希望能將博大精深的中醫理論結合自然養生法，推廣給更多需要幫助的

擁有健康的身體，是成功人生的第一步！

人，讓大家都能以不吃藥、不打針的方式來改善自己身體的健康。

在全省巡迴演講時，我經常提倡「擁有健康的身體，是成功人生的第一步！」的觀念。每個人追求的人生目標不盡相同，有些人追求財富、有些人嚮往名利，但是健康的身體才是最大的財富，即使你坐擁千萬身價，但體弱多病、疾病纏身，也無法開心地享受這些「成功的果實」。所以，我積極推廣自然醫學養生法的目的之一，也是希望可做為大家的日常保健之道，擁有更幸福快樂的人生。

健康金鑰：吃、喝、拉、睡

台語有句俗諺說：「健康呷百二。」意思是說身體健康的人，活到一百二十歲的高齡也沒問題！可是，比起從前日出而作、日入而息，生活再規律不過的人們，忙碌的現代人要達到這樣的高標準真的不容易，很多人只要能夠免除工作和生活壓力造成的種種疾病就已經覺得慶幸了。其實，想要擁有健康並沒有那麼難，只要你懂得用心過生活，還是有機會朝健康的長壽族邁進。想知道該怎麼做才能夠「健康呷百二」嗎？不妨先好好檢視一下自己的日常生活吧，用正確的方式來保健養生！

我們的一天二十四小時作息中，全都脫離不了「吃、喝、拉、睡」這四把健康金鑰匙，它反應出我們的身體狀況，而我們的健康，往往就藏在這些看似微不足道的生活細節裡。

「吃、喝、拉、睡」這四把掌握健康的金鑰匙，反應出我們的身體狀況。

吃

吃得飽，不如吃得巧

放眼望去，台灣滿街都是吃到飽的餐廳，很多年輕人喜歡呼朋引伴地和家人、朋友相約聚餐。雖然在歡樂的氣氛中吃東西能夠增進食慾、幫助消化，可是，「吃到飽」卻容易讓人在不知不覺中吃太多，造成腸胃的負擔，也因吃了過多肉類和海鮮而攝取過多的膽固醇與蛋白質，也因吃進過多附餐甜食而攝取過多的糖分。更重要的是，若沒有足夠運動來消耗這些吃下肚的食物熱量，將會造成肥胖的一大來源。

前陣子的新聞事件中，有一個女生在吃到飽餐廳大快朵頤地盡情享受了一小時的美食，結果原本只有一個拳頭大小的胃，卻被她足足撐大了五倍之多，造成橫膈膜上升，壓迫到其他臟器而腹痛難耐，緊急送醫後，醫生幫她做了食物引流，才讓原本鼓得像個氣球般的胃消下來，解除了她的疼痛。

令人驚訝的是，這些被引流出來的食物竟有三公斤之多！大家可以想想，在短時間內塞進這麼多食物進入胃裡是多麼可怕的一件事！

藉由這個例子，大家不妨思考一下自己平常的飲食習慣，若你正是喜歡大吃大喝才覺得過癮的人，那可得小心自己的腸胃道健康出狀況，甚至產生心血管的問題。奉勸大家還是採取「三餐八分飽」的進食原則，並且細嚼慢嚥地好好感受每一樣入口的食物，如此一來，不僅能吃出食物的美味，也能替自己吃出健康。

避免攝取過多食品人工添加物

你也有過這樣的經驗嗎？在外面吃過飯後感覺特別口渴，會不斷想要喝水來解渴！那表示你吃下肚的食物中，含有頗高的味精或食品人工添加劑，若吃得過多，會導致上火，口乾舌燥。

採取「三餐八分飽」的進食原則，並且細嚼慢嚥地好好感受每一樣入口的食物。

這些非天然萃取，而是由人工調配出來的產品，對人體健康絕對是有害的。尤其在美國的醫學報告中已經證實，攝取過多味精容易罹患帕金森氏症、老年痴呆症及腦神經退化等問題，傷害性非常大，千萬不能掉以輕心。

現在許多人的健康意識抬頭，非常注重養生與健康，也拒絕再吃對人體有害的味精等人工調味劑，一些餐廳開始標榜不使用提味的味精，然而取而代之的是不含味精的提味劑，如：味醂、素雞湯塊、素食調味粉、沙茶醬、醬油、素調味包、天然蔬果味素等等，這些都還是屬於「高味精」的食品，在日積月累的食用之下，會導致身體的肝、腎器官出現問題，最終引發嚴重疾病。這些都是日常生活中在「食」方面容易忽略的小細節，卻是攸關健康的大事，一定要小心為上才好。

盡量選擇生鮮蔬食，尚青ㄟ尚好！

很多人喜歡到魚貨市場、果菜批發市場或是傳統市場去買小販剛從農場採收的食材，因為此時最新鮮，不會有冰存過久、質地生變，吃下肚造成腹痛、腹瀉等問題，也可以避免吃下商人為了食物保鮮而添加的防腐劑等人工添加劑問題，確保飲食的安全。

在挑選食物上，幾個「嚐鮮」小撇步可以提供給大家：

有彈性的魚肉才新鮮

買魚肉時，可以稍微按壓魚的肉質彈性，彈性佳的是新鮮的魚，反之，則有可能是冰存一段時間的魚貨，盡量避免購買。

超市的蔬菜看顏色

超市的蔬菜通常會以生鮮袋分裝，挑選的時候，要仔細檢查藏在

只喜歡喝冰的飲料而不喜歡喝熱飲，會讓身體機能失調，連帶地引發疾病。

中間的葉菜是否有過黃的問題，因為通常新鮮的蔬菜顏色較深，過黃代表可能已採收一段時間，若有的話最好避免購買。

果皮顏色不均優先選購

挑選水果時，可以用手指輕輕敲出聲音，若新鮮的話聲音會清脆。另外，果皮顏色較不均勻的，表示為天然栽種而非人工種植，除了吃起來較甜，果香也比較濃，可以列為購買的優先選擇。

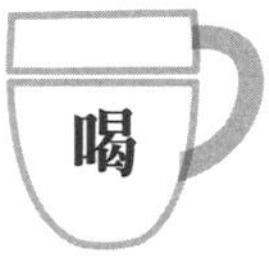

忌喝冰冷飲品，以免傷胃又傷身

台灣屬於亞熱帶氣候，夏天的天氣非常炎熱，使得不少人一整天猛灌冷飲解渴，甚至養成了只喜歡喝冰的飲料而不喜歡喝熱飲的習慣，即使到了冬天也照喝不誤，讓身體機能失調，連帶地引發頭痛、疲累等疾病。

中醫記載「胃中之氣盛，則能食而不傷」，指脾胃能將食物轉化為精力元氣，提供一天所需的活力，尤其脾主四肢、運化健旺，只要能夠吃「對」的食物，我們一整天就能夠很有精神，不會感到疲累。

然而，冰冷的飲品卻對脾胃相當傷，一旦吃得過多，不但不能解渴，反而會讓人上火，甚至冒痘痘、身體燥熱、皮膚搔癢，元氣也會大傷，不論休息再久，也很容易覺得疲勞想睡。

尤其女生，更應該在經期期間禁吃冰品和冷飲，否則容易使血液凝固、氣血阻塞不通，造成頭痛、腹痛等問題，嚴重的甚至還會影響子宮健康，影響懷孕。因此，冰冷飲品應該少喝為妙，多喝溫開水對身體才有好處。

有些人或許覺得溫熱的白開水淡而無味，不喜歡喝，其實也可以

有些糖及奶精成分含有反式脂肪，飲用過量有可能致癌，危害生命。

用生津止渴的溫熱酸梅湯、白木耳蓮子湯、枸杞菊花茶等來替代，這些飲品有消暑解熱的效果，比起猛灌傷胃又傷身的冰飲料，實在健康太多了！

少喝汽水、可樂及刺激性飲料，降低對身體的傷害

汽水及可樂中多含碳酸成分，會讓鈣質從人體中流失，造成骨質疏鬆的問題，因此，這一類的飲料最好避免飲用（尤其是發育中的學童），以免影響身體健康和發育狀況。

至於許多人非常愛喝的咖啡，最常被忽略的細節是所添加的糖分和奶精問題。有些糖及奶精成分含有反式脂肪，飲用過量有可能致癌，危害生命。而另一個問題則是為了使咖啡不苦澀而添加過多糖分，殊不知每天一杯咖啡，長期下來，不知不覺中喝下的甜分容易導致身材過胖，高量的咖啡因也會造成身體負擔，損害身體健康。

貪它一杯，傷你一身

許多人都有咖啡喝多了睡不著的經驗，其實酒喝多了，也一樣很難入睡，會嚴重影響睡眠品質，連帶使得隔天的生活或者上班表現不佳。而且酒精飲品若過量對肝臟損害非常大，如果是肝功能原本就不好的人，殺傷力更大，罹患肝癌的機率當然也就更高。

正確喝茶，健康不找碴

從台灣街頭琳瑯滿目的茶飲店，以及超商架上陳列的各式各樣茶飲料看來，就可以得知台灣人愛喝茶的比例有多高，它可說是除了白開水之外，日常生活中最不可或缺的飲料。不過，喝茶可是有學問的，該怎麼喝才能夠得養生健康？什麼時候喝才不會影響正常的生活作息？在這裡提醒大家幾個正確喝茶的資訊。

飯後一小時內都不宜喝茶，最好隔一小時以上再喝。

喝茶好處多

許多醫學實驗都證明，綠茶中的茶多酚（EGCG）可以抑制癌細胞的生長，降低皮膚癌、乳癌、肺癌、食道癌、膀胱癌、結腸癌等罹患風險；而綠茶、紅茶、烏龍茶中的抗氧化劑，更能幫助壞膽固醇氧化，增加好膽固醇，有改善血管的功能。

茶飲在世界各地都受到許多人的喜愛，在亞洲地區更可說是不可或缺的重要飲品，尤其亞洲人最愛喝的普洱茶中含有鉀、鈉、鎂、錳、鐵、鈷、鋅、銅、鋁、鋇、鉻等十幾種微量元素，對人體健康有很好的保健功效，如果能在正確的時間，每天一杯茶，對身體健康絕對有正面的幫助。

喝茶好時機：飯後間隔一小時

很多人喜歡在飯後來上一杯濃濃的茶，沖淡剛剛吃下肚的油膩，不過，胃液也同時被沖淡了，進而影響了食物的消化速度。再加上茶葉中的單寧酸會使食物中的物質變凝固，如此一來，其實是增加胃的負擔，使得消化速度更緩慢！

因此正確來講，飯後一小時內都不宜喝茶，最好隔一小時以上再喝。

適合喝茶的人

許多父母會禁止家中的小朋友喝茶，怕晚上睡不著，事實上，小朋友喝適量的茶反而有助腸胃蠕動、幫助消化，避免糞便過乾不易排出，並沒有兒童不宜飲茶的禁忌。

倒是身懷六甲的孕婦不宜喝太多茶，因為茶中的咖啡因會導致心跳加速，帶給嬰兒過分刺激，所以建議盡量避免喝；若真的很想喝茶時，可以淡茶代替濃茶。

另外，腸胃不好的人或體質偏寒的人，不宜在早上起床時就空腹喝茶，因為茶中的部分活性物質會與胃中蛋白結合，對胃造成刺激，容易有腸胃不舒服或胃痛現象。

小朋友喝適量的茶反而有助腸胃蠕動，幫助消化，避免糞便過乾不易排出。

腎功能不好的人或年紀大的人，最好不要在睡前喝茶，避免茶鹼吸收過多而太利尿，半夜頻尿干擾睡眠，長期下來可能造成失眠問題，引發其他疾病。

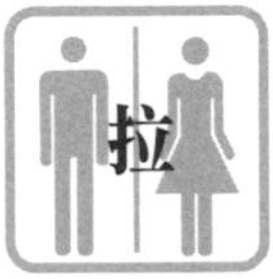

身體健康，便便形狀就漂亮

醫生在問診的時候，通常會關心病人的排便狀況，這是因為從求診病患的排便情況，多少也能判斷病人的健康狀況。

一般來說，正常健康的人排便次數一天約兩次，將當天吃進去的食物消化後就排出來，不要在身體裡面停留，才不至於累積毒素在體內，造成可怕的宿便問題，產生惡臭便便。而且健康的便便形狀不會太硬也不會太軟，顏色呈淺色，不會有味道。

假如你排出來的便便不是這樣的情況，而是呈現又黑、又硬、有惡臭味，或者又稀、又軟、有不好聞的味道，都可能表示身體健康出了狀況，應該要找出問題，做出適當的調整來改善。

大便乾硬的人

若大出來的便便又乾又硬，排出體外時非常困難，代表身體可能較為躁熱，有上火現象，應該要多補充水分、攝取高纖食物來幫助排便。

大便呈黑褐色的人

大便呈黑褐色的人，若不是吃進去的食物有黑色素的話，就要特別當心留意了！代表你的胃或十二指腸可能有狀況，應該去腸胃科做進一步檢查，看看是否有胃出血、血便的問題，導致有血的排泄物在體內停留過久而變成黑色。盡早檢查盡早治療，以免拖到最後演變成大腸癌。

健康的便便形狀不會太硬也不會太軟，顏色呈淺色，不會有味道。

大便有惡臭味的人

腸內的好菌減少、吃了腐壞的食物、太多天沒有排便等等，都有可能導致大出來的便有惡臭情況。這時候就要注意吃下肚的食物新鮮度問題，以及補充好的益生菌來維持腸道順暢，並且多喝現榨的蔬果汁，來改善排便不順造成的惡臭問題。

大便很稀、軟便的人

體質較濕寒或者脾胃功能較弱、免疫功能較差的人，很容易因為入口的食物不潔導致病毒感染，引起腹瀉問題。這時候除了同樣要注意入口的食物是否新鮮之外，還應該尋求專業醫師的幫助，提升免疫力及改善脾胃功能。

但若是因為精神壓力緊張引起的拉肚子現象，則應該找出壓力來源，藉由運動或其他抒壓方式來改善。

睡

睡得好，健康沒煩惱

我常說，睡眠是一個人重要的精神糧食，有充足的睡眠才能夠有健康的身心，因此，維持良好的睡眠品質可以說是非常重要的事。只是，每人所需的充足睡眠時間不一，必須視個人的生活形態及工作狀況而定，不一定得要睡八小時或十幾個小時以上才叫做「足夠」，只要睡眠能夠深層，讓身心都得到徹底的休息與放鬆，醒來就能夠有滿滿的能量與活力，讓我們在日常生活中有出色的表現。

當一個人的睡眠長期出現干擾導致睡眠品質不佳，沒有精神應付白天工作需要的反應，造成麻煩與壓力，將更容易導致晚上不易入睡，變成惡性循環的狀況。久而久之，自律神經也會嚴重失衡，從一開始

只要睡眠能夠深層，讓身心都得到徹底的休息與放鬆，醒來就能夠有滿滿的能量與活力。

的失眠問題變成精神官能疾病，非常可怕！所以絕不能小看睡覺這件事。

哪些狀況會造成夜晚的睡眠品質變差？從「舌脈」可一窺端倪。

陰虛火旺的人

舌脈狀況：舌頭偏紅、苔少。

出現症狀：除了失眠之外，還容易出現心煩不安、頭暈耳鳴、手足心熱、盜汗、口渴等症狀。

心膽氣虛的人

舌脈狀況：舌頭顏色淡。

出現症狀：晚上睡覺多夢，而且很容易被一點小聲音驚醒或夢境嚇醒。這類患者通常有神經質、遇事容易驚慌的人格特質。

肝鬱血虛的人

舌脈狀況：舌偏紅、苔呈黃色。

出現症狀：晚上不容易入睡，且多夢易驚醒。這類的患者常常會感覺胸悶氣脹，容易急躁，為了一點小事情就生氣。有些人還有口渴、眼睛出現紅絲、小便偏黃、便秘的現象。

瘀血內阻的人

舌脈狀況：舌頭呈暗紫色。

出現症狀：容易因為精神壓力緊張而難入睡，睡著後有多夢的現象。這類患者情緒容易煩躁不安，經常出現頭痛、心悸等情況。

第二章
你為什麼會生病？

要養生，也要養心

追根究柢，生病是體質問題

人吃五穀雜糧，難免身體有病痛，但不知道你有沒有想過，為什麼秋冬感冒病毒大流行的時候，有些人特別容易被傳染，而有些人卻依然十分健康？還有，兄弟姊妹來自於同樣的基因、同樣的成長環境，為什麼有人特別健康，有人身體特別虛弱呢？

這幾年許多人因為工時過長、工作量過大，導致年紀輕輕便患有心血管疾病、中風，甚至一夕之間突然失去了寶貴的生命。這也讓許多年長者不解，他們年輕時也經歷過非常辛苦工作的時期，各方面的壓力和現在年輕人相比，有過之而無不及，為什麼如今到了老年，身體還是非常健康？

一個人會不會生病，是「體質」的問題。

簡單來說，一個人會不會生病，是「體質」的問題。現代人為了顧好自己的體質，特別注重養生，對於吃的、喝的都非常小心，也保持良好的運動習慣，然而，還是難保疾病不會找上門。

我認識一位七十多歲的老先生，他這輩子的生活方式和養生是背道而馳的，怎麼說呢？他因為工作的關係，每天半夜三點才能上床睡覺，隔天醒來已經是早上十一點鐘。他從年輕時就有抽菸、喝酒的習慣，幾乎每天晚上一定要喝幾杯才入睡，除此之外，他還嚼檳榔，可以說什麼有礙養生的壞習慣都有了。有一天我們一起去吃飯，我發現他連飲食習慣都很差，只挑肥肉吃，而且因為牙口不好，數十年都不吃青菜，也不吃水果。他說上醫院檢查，發現他血管比較沒有彈性，除此之外，他的健康幾乎沒有什麼問題。

而另一位年紀不到六十歲的先生，很不幸地在前年輕微中風，後來透過中藥治療及復健而逐漸好轉。這位老先生平日不菸不酒，生活作息正常，飲食也重視營養均衡，不幸的是，就在秋冬交接時期，一個氣溫驟降沒注意保暖，便中風了。

可見得，想要擁有不生病的生活，全靠外在的飲食生活調養是不夠的，我們還應該知道為什麼身體會生病。我認為，人的身體雖然是一個結構複雜的機器，卻也不只是一個冰冷的機器，它會受到心靈層面影響，從眼、耳、鼻、口等感官所接受到的訊息而起變化，改變這個機器的「體質」，因此身體和心靈實在是一個密不可分的有機體。

健康危機來自生活壓力

我曾經在演講時遇到一位有甲狀腺分泌失調問題的中年婦女，她問我是否有改善的方法。

這位年約五十的太太，說話慢條斯理，情緒平和，看起來和一般人沒什麼兩樣。但是從她的談話之中我了解到，她的工作非常忙碌，對於家人的照顧也非常用心，常常忙到半夜十二點，上了床往往又無法立刻入睡，而隔天早上六點鐘就要起床張羅全家大小的早餐，睡眠

當我們的身體出現警訊時，通常都是自律神經系統開始出現問題。

時間很少。儘管她生性樂觀，但在長期累積的疲勞和壓力之下，健康還是亮起了紅燈。

看到她的手上戴有佛珠，我想她應該是虔誠的佛教徒，便建議她每天睡前以及起床後唸佛經十五分鐘，一方面搭配藥物治療，經過半年的時間，她的甲狀腺失調毛病就改善了。

現代人生活焦慮緊張、作息不規律，加上壓力、情緒無法得到適當釋放，導致病症不斷出現，嚴重的甚至會危害到生命！

當我們的身體出現警訊時，通常都是自律神經系統開始出現問題。因此，想要擁有健康的身體，就必須找出問題的來源，才有辦法對症治療。

有時候，你也不知道自己生病了

我常常遇到一些民眾談到自己的病情時，感嘆說：「以前我壯得像條牛一樣，哪知道突然之間就生病了。」

有一位朋友才二十五歲，過去也沒有什麼特殊的疾病史，而且長得又高又壯，但有一天，他「突然」感覺腹部疼痛不已，原本他以為是吃壞肚子，不以為意，撐了幾天之後，實在是痛到不行，才跟公司請假去看醫生，結果發現他的肝指數飆高到一千多，治療了半個多月才出院。

「我怎麼會突然爆肝呢？」平常活蹦亂跳的他滿臉疑惑地說。這就是重點了！你以為自己還能活蹦亂跳就是健康，其實身體正悄悄地崩壞。

另一位剛過四十歲生日的遠親，在一次健康檢查當中被檢驗出罹患了肺癌，讓她感到十分震驚。多年來，她一直過著規律又健康的生活，時常去爬山做運動，她和丈夫都沒有吸菸的習慣，身為職業婦女的她也少有機會下廚做菜，沒想到竟然得了肺癌！

癌症並不是突然降臨的災難，而是日積月累的結果。一個人罹患癌症的原因，甚至可以追溯到十年、甚至於二十年前的生活。

不是醫生看出病來，而是我們的健康早就受到了威脅，卻不自知！

老一輩的人常說，他們最討厭看醫生了，覺得看醫生往往沒有好事，本來好好的身體也會看出病來。其實不是醫生看出病來，而是我們的健康早就受到了威脅，卻不自知！

雖然人體有與生俱來的自癒能力，但是生活中的健康威脅無所不在，使得我們頭暈目眩、四肢無力、身體逐漸老化、越來越容易生病、逐步侵蝕我們原有的健康。

所以，就算你目前的症狀還沒有嚴重到生病的地步，卻可能已經走在通往「不健康」的路上，這就是所謂的「亞健康」。若是不積極修復健康，等到真的生病需要治療的時候就來不及了。

亞健康：從健康到不健康之間

身體和心理都會形成「亞健康」

根據世界衛生組織對於一般人健康狀態的分類標準，概略分為「健康」、「亞健康」與「不健康」這三種。所謂的健康，指的是身心狀態都非常良好的人，完全沒有症狀需要看醫生；相對地，若身心狀況非常不好而需要就醫的病患，當然就可稱為不健康，可以明顯地判斷出需要醫生的診療才有辦法治癒。

然而，什麼是「亞健康」呢？其實，以現代人所承受的環境污染和精神壓力來看，大多數人

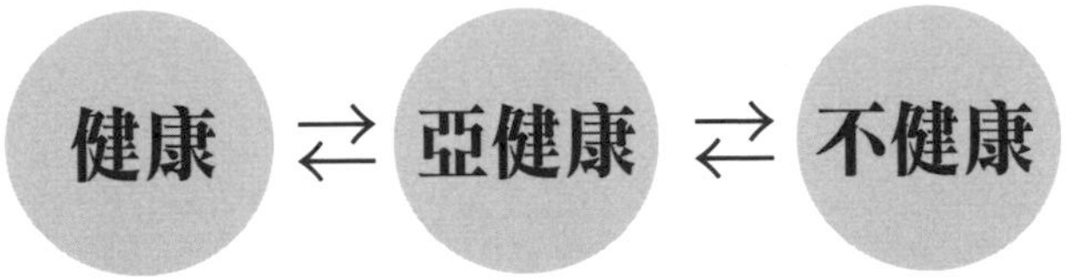

以現代人所承受的環境污染和精神壓力來看，大多數人最多只能算是亞健康人。

都不太可能屬於健康這個層級，最多只能算是亞健康人。例如：雖然並未達到高血壓疾病的標準，但心血管壁確實已經逐漸增厚，或者彈性不佳，此時若是未能好好照顧或及時保養，那麼距離向醫生報到的時間也就不遠了，當然，想要回復到健康狀態也就更不容易。

有些退休的人雖然看起來很健康，在外人眼裡看來，他不需要上班操勞，生活作息很正常，再健康養生不過。可是，這些人心理上常常會活在過往的情景中，渴望追求過去的成就感，難以安於平淡的現狀，甚至出現認為自己沒有用的否定狀態，產生失落感，像這一類的情形，則屬於心理上的亞健康。

小心！你的抵抗力變弱了！

在傳統醫學當中，對於「亞健康」的認識，最早可追溯到《黃帝內經》。過去的古代醫賢早就認定「醫學」的目的是「消患於未兆」、「濟羸尖以獲安」。所謂的「未兆」，就是當未有顯著的疾病徵兆、以及在疾病的禍患來臨之前就先預防。而所謂的「濟羸」，指的是當身體演變成疲憊虛損的狀態之前，就應該要加以補強，才能持續保有健康平安。

中醫認為，一個人的「氣血」決定了他的健康，要達到健康狀態，除了身體沒有明顯的不舒服症狀之外，也包括了對抗病毒侵入的能力。簡單地來說，「氣血」指的就是一個人身體的能量。

一般來說，剛出生的嬰兒「氣血」最盛，對於外在環境的任何風吹草動都非常敏感，能夠立即做出反應，像是發燒、哮喘、拉肚子、皮膚起紅疹……等都是常見症狀。多數人認為那是因為嬰兒的抵抗力較弱，才會有這麼多「症狀」發生。但事實上剛好相反，正因為嬰兒的身體能量高，面對這些外在威脅才能絲毫不妥協，奮戰到底。

有句俗話說：「不乾不淨，吃了沒病。」不是因為吃多了不乾淨的食物能帶給身體抵抗力，不會出現疾病反應，而是因為身體的抵抗力變弱了，無力再去對抗病菌，導致對病症越來越「無感」。就像許

「不乾不淨，吃了沒病。」是因為身體的抵抗力變弱了，以致對病症越來越「無感」。

多嬰幼兒時期會出現的症狀，到了孩子逐漸長大之後便會消失，例如：「哮喘」就是其中一種。嬰幼兒時出現哮喘，目的是為了排除體內的寒氣，但隨著年齡增長，氣血漸虛，排除體內寒氣的抵抗力也弱化了，只好任由寒氣在體內亂竄，也不再出現哮喘症狀。

身體不舒服，不一定是生病

身體保健，從了解「疾病」開始

「身體不舒服就要去看醫生」是很多現代人的健康觀念。到了醫院之後，一般患者非得要聽到醫生為身體的不舒服「定義」出一個狀態才能安心，例如：心臟病、糖尿病、代謝症候群、更年期症候群……但是，你可曾認真想過，身體不舒服，有時候並不一定是疾病所造成的！

在說明這點之前，我想幫助大家先了解一下「疾病」這個名詞，以及它與我們的健康又有什麼關聯。

什麼是「疾病」？現代醫學對於疾病的定義，在一九九〇年版的史特曼氏（Steadman）醫學辭典中的說法是：「身體功能、系統或

當醫生使用藥物將不舒服的症狀暫時壓抑之後，也會干擾人體內自癒及修復的系統。

器官出現的異常、中斷或停止。」維基百科對於疾病的定義則是：「機體在一定原因的損害性作用下，因自律調節紊亂而發生的異常生命活動過程。」簡單來說，就是當我們的身體出現了某些不正常現象或狀況，例如咳嗽、發燒、頭暈、四肢無力、心跳急促……等，而跟平常的運作不同時，大致上都被視為可能罹患了「疾病」，必須等醫生找出病因、做出診斷與進一步治療。

現代醫學最大的盲點，就是把身體看成一個簡單的物體，而不是一個具備自癒能力的有機體，因此，從這個方向去採取「治療」的手段，效果與結果往往都是可議的。殊不知，當醫生使用藥物將病患「不舒服」的症狀暫時壓抑了之後，很可能也會干擾人體內自癒及修復的系統。

改變「不舒服就吃藥的觀念

以常見的感冒症狀為例，其實是因為寒氣侵入身體之後，身體為了將寒氣排出，才會出現打噴嚏或流鼻水的症狀。可是現代醫學為了應付這些症狀而使用藥物，事實上，它只是幫病人「舒緩」不舒服，而不是「治癒」症狀，這是很多病人都忽略的事情。

此外，許多感冒成藥標榜「不頭暈、不流鼻水、不打噴嚏」的療效，說穿了，那其實也不是療效，而是暫時壓抑、緩解症狀，但這麼一來，卻有可能使排不出去的寒氣繼續往身體內部入侵，嚴重時，甚至還有可能造成肺炎。

另一個例子也很常見，那就是拉肚子。一般來說，當身體有「不速之客」入侵時，身體內部的防衛系統第一時間一定是想盡辦法將它排除，而拉肚子就是其中一種自我防禦的方式。

很多父母都以為小孩子拉肚子是因為腸胃不好，因而拚命給孩子吃腸胃藥。事實上，孩子如果只是單純吃到不乾淨的食物而拉肚子，雖然造成身體上的不舒服，但卻不是非需要治療不可的疾病。

有些父母可能會想：為什麼我和孩子吃一樣的東西，自己卻不會

當身體有「不速之客」入侵時，拉肚子就是一種身體自我防禦的方式。

拉肚子呢？其實是因為成人失去了抵抗力，才沒有出現對抗病菌的現象，並不代表成人的身體是健康的。

總而言之，身體不舒服不一定是因為生病，如果強力壓制那些不舒服的症狀，對於健康很可能有反效果。若你是個身體一有不舒服症狀，就習慣服用藥物來「改變現狀」的人，從今天起，請務必改變這個觀念。

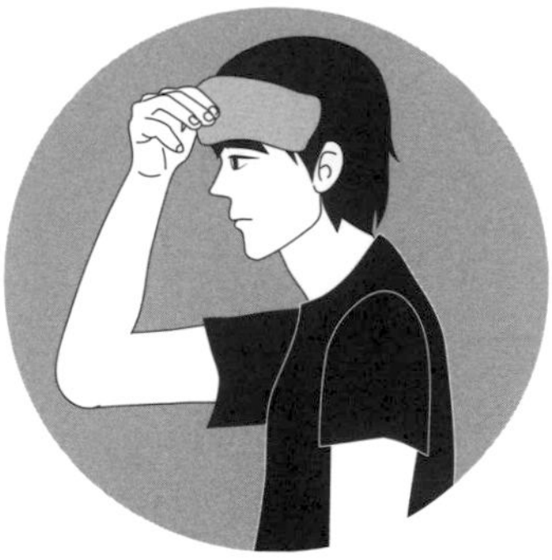

越強壯的身體，症狀越明顯

身體太健康，也會不舒服

中醫有句名言：「治病不治症。」意思是外顯於身體表面的症狀不一定是疾病，有可能是體內自我修復機制所產生的症狀，更有可能是身體抵抗力與病毒格鬥留下來的證明。因此，我們不能把所有症狀都當成疾病處理，而需要去了解它所產生的原因是什麼。

有時候，身體不舒服不一定是生病了，而是因為「身體太健康」，對於病毒反應太明顯造成的結果。

當身體處在符合健康標準的環境下，對二手菸、廢氣、噪音等外來有害因子會有強烈的不舒服反應；可是一旦逐漸適應了這些有害的環境因子時，反應就會逐漸減弱。所以要老菸槍戒菸真的很困難，因

身體不舒服不一定是生病了，而是因為「太健康」，對於病毒反應太明顯造成的結果。

為對於不健康的癮君子而言，戒菸才會使他的身體有不舒服的反應。

事實上，許多表面看起來難纏的症狀，是身體在抵抗病毒所造成的結果，而並非是疾病。即使往後病毒已經入侵、對身體造成了傷害，那麼我們要對付的也不是那些表面的症狀，而是真正的「病毒」。

學會自我保健，才能常保健康

以猛爆性肝炎為例，最常發生在二十到四十歲之間的年輕人身上，而且越是年輕健壯的人，對於病毒的反應越強烈，GOT（AST）、GPT（ALT）指數（人體的肝臟細胞內有許多酵素，其中最多的就是GOT及GPT。）也特別驚人。抵抗力越強的年輕人，越是能和病毒來個殊死戰，只可惜戰場是自己的身體，無論是贏還是輸，體力都已經大為耗損，因此患者需要補充營養、多休息，以保持和病毒奮戰的本錢。

GPT主要存在於肝臟細胞內，GOT則除了肝臟以外，心臟、骨骼肌也有。

ＧＯＴ和ＧＰＴ值偏高最可能的原因，就是慢性Ｂ型肝炎、Ｃ型肝炎或脂肪肝所引起。因此ＧＯＴ（glutamate oxaloacetate transaminase）若增加，則懷疑是心臟、肝臟方面疾病，或肌肉損傷、其他因素引起。而ＧＰＴ（glutamate pyruvate transaminase）若增加，則是急性肝臟疾病、腎臟方面等疾病引起。

如果沒有Ｂ型及Ｃ型肝炎，也沒有脂肪肝，那麼罹患肝炎的原因可能是吃藥（包括偏方、草藥等）或者是自體免疫引起的。因此，一定要查明ＧＯＴ、ＧＰＴ升高的原因。

就算ＧＯＴ、ＧＰＴ檢驗正常，也不一定表示肝功能就正常，還要配合其他項目的檢查，由專業醫師判斷，才不會耽誤寶貴的健康。

世界衛生組織所定義的亞健康，只是一個提醒標準，只要一般症狀尚屬於輕微程度的人，都可以透過自我保健的方式來改善。

只要一般症狀尚屬於輕微程度的人，都可以透過簡單的居家自我保健來改善健康。

你是哪一種類型的亞健康人？

大致上來說，亞健康人幾乎佔了全世界總人口數的百分之八十，比例非常高！不過，根據世界衛生組織公佈關於亞健康的描述，亞健康其實又分為身體、心理和情感三種狀態。想知道自己是哪一種亞健康人嗎？不妨參考以下的標準，讓自己可以針對自我狀況來做調整和改善。

身體亞健康

現代人身體的亞健康，主要表現在身體的慢性疲勞上。

常見症狀：常常感到無力、精神委靡、肌肉痠痛、困倦、咽喉痛、眼睛疲勞、沒來由地頭暈、頭痛、耳鳴、目眩、肩頸僵硬。

改善方法：通常身體會出現這些反應，都是累積許久的疲勞所造成的，所以生活上應該要適度放鬆，給自己充分的休息時間，這樣就能逐漸重拾健康。

心理亞健康

現代人生活壓力繁重，經常被金錢、工作追著跑、被各方人情世故壓力而壓得喘不過氣，這也使得人們在心理上出現亞健康的狀況。

常見症狀：出現擔心、恐慌、焦慮、精神不振、注意力不集中、記憶力減退、失眠、反應遲鈍、健忘、想像力貧乏、情緒易激動、愛鑽牛角尖、過於在乎別人對自己的評價。

改善方法：嘗試以運動、聽音樂、適時與人溝通傾訴，來抒解心理的壓力。

情感亞健康

現代人的生活空間封閉，以及生活忙碌緊湊，使得人與人之間的

亞健康又分為身體、心理和情感三種狀態。

人際關係也變得淡化、無感，不懂得與人相處，這些都是容易造成情感亞健康的主因。

常見症狀：無助、經常性沮喪、自卑、空虛、猜疑、自閉、對生活感到無趣等，處於情感封鎖狀態。

改善方法：多與人互動，減少獨處，定期找朋友聚會傾訴，保持良好的人際關係。

你真的生病了嗎？

從亞健康回復健康

一位朋友因為喪母之痛，體重驟降了十公斤，這令她十分恐慌，趕緊去看醫生，而醫生使用了一些檢驗儀器之後，根據她的血液檢查結果，告知她罹患「心臟衰竭」的疾病。

不懂醫學上心臟衰竭定義的她，聽到這個「宣判」非常恐慌，以為自己即將面臨死亡，便來詢問我。我從她的描述之中，了解她與母親相依為命長達四十年之久，兩人幾乎形影不離，因而認為她是因為母喪哀痛逾恆，導致自律神經失調，並沒有她原本想像中那麼嚴重。

我鼓勵她盡量放寬心胸，接受母親已經離去的事實，並且建議她向其他內科醫師求診，也許會有不同的結果。

當處於亞健康狀態時，使用不傷害身體的自然療法，能夠回復到健康的狀態。

後來她遇到一位經驗豐富的心臟科醫師，告訴她其實是因為甲狀腺功能亢進，導致心臟難以負荷所產生的短期心臟衰竭。她這一聽，心情頓時寬慰了許多，再加上經過一段時間的治療，她慢慢接受了母親離去的事實，體重也逐漸上升，恢復了以往的健康。

從她的例子可以發現，健康與生病並非極端的兩條路，亞健康更多半是身體跟心理失衡所造成，因此亞健康人對於自我保健更是不可輕忽，就像是站在健康的懸崖上，只差一步就可能掉落疾病的山谷。

當處於亞健康狀態時，在無法改變外在環境與壓力的前提下，使用不傷害身體的自然養生法，仍然能夠從亞健康狀態回復到健康的狀態。所以我們不該只滿足於「還沒有生病」的亞健康狀態，而是要更進一步地打造真正健康的身體。

找回身體的知覺力

現代人一方面很注重健康，但是另一方面對健康又相當麻木，因為過於忙碌和充滿壓力的生活，使得一般人對身體的知覺力早已逐漸減弱，除了頭痛之外，對於身體許多輕微的、不舒服的感覺越來越不介意，尤其是許多上班族，很多人甚至一忙起來就忘了飢餓、口渴、睡眠不足……許多年輕愛美的女性，甚至為了瘦身忍受飢餓，對於這樣不正常的飲食與生活，也絲毫不以為意。

其實，這種麻木感才是失去健康的開始。當你的身體再也覺察不到「不舒服」的感覺時，代表你的健康狀況可能已經出現紅燈，甚至是「病敗如山倒」了。

最明顯的例子就是「抽菸」這件事情。一般不抽菸的人只要遠遠地聞到菸味，就覺得非常不舒服，或是會咳嗽，因為健康的喉嚨纖毛對於菸味這種不利於身體的侵入物質非常敏感，稍微一接觸就會排斥、抵抗。可是，你會發現習慣抽菸的人，手上的菸一根接著一根抽，卻不會有什麼咳嗽的反應，也不會感覺不舒服，那是因為習慣使得他的身體已經忘記了沒有菸味的舒服感覺是什麼了，自然也不會產生不

> 當你的身體再也覺察不到「不舒服」的感覺時，代表你的健康狀況已經出現紅燈了。

舒服的排斥感。這和很多人早已經習慣身體上的不適感很相像，他們不認為偶爾頭痛、心悸或胸悶有什麼大不了的，然而事實上，那很可能是你的身體正在發出健康惡化的警訊！

人的身體是一個小宇宙，它是一個天然有機體，本身就有一套維持健康的系統，而且身心互為作用。

舉例來說，當身體侵入病毒時，血液裡的白血球便會大量增生以殲滅病毒。此外，若我們在短時間內吃進大量甜食，胰島素會大量分泌，將血液中的糖分儲存起來，以免影響身體循環。至於採取極端節食方式瘦身的人，經過一段時間之後，體重會停滯不前，幫身體踩煞車，以維持健康。

當身體出現病症時，往往是體內運行不理想所產生的結果，這是在告訴我們，體內小宇宙有事情發生了，而我們所要做的不是像打地鼠那樣只要把病症打壓下去，就認為身體沒有問題。

在中醫和自然醫學領域研究多年，我常說，我們就是自己最好的醫生，而前提是必須把「知覺力」找回來，徹底感受身體舒服與不舒服的狀態，才能在第一時間為身體健康做好把關的工作，這一點是非常重要的。

健康第一步：維持自律神經系統平衡

有一段時間，塑化劑的新聞炒得沸沸揚揚，令許多人「聞塑色變」，許多疑似因塑化劑侵害健康的醫療事件也時有所聞，但我身邊許多從事醫療相關工作的朋友卻不那麼緊張，因為他們知道，生活中原本便到處都充滿毒素和有害因子，不只有塑化劑一項，只要維持自律神經系統平衡，絕大多數的病毒與有害因子都能被排拒在外。

當自律神經系統平衡的時候，我們的身體有很好的警覺性，對於一些侵害物質會適時作出反應排除。可是，一旦自律神經系統失調，我們的身體就只能默默承受這些外界帶來的傷害，看著它一步步地影響健康。所以，維持自律神經系統平衡是健康的第一步。

自律神經失調，是引起現代人疾病的最大元兇，多數疾病都和自律神經脫不了關係。

你沒生病，只是自律神經失調了

有人問我：「我最近常常感覺胸悶，可是去醫院檢查都沒有什麼問題，我到底怎麼了？」其實這就是典型自律神經失調的問題。除此之外，也有很多上班族會有頭痛的毛病，可是卻找不出頭痛的原因在哪裡，只好在頭痛時趕緊吞下頭痛藥來舒緩不適。

自律神經失調，是引起現代人疾病的最大元兇。甚至可以說，多數疾病都和自律神經脫不了關係。

在我研究自律神經的經歷中，發現許多疾病大如心臟、血管問題，小至腸胃系統出狀況、晚上失眠睡不著等等，多是自律神經失調所引起的，它對於我們的健康影響實在太大了。

自律神經包括交感與副交感神經，調和著我們身體的內分泌狀態。在正常的情況下，如果這兩個系統一張一弛，各自保持六十分的張力，身體就能維持健康，但如果我們因為某段時間生活太忙碌、壓力過大，刺激了交感神經太過亢奮，就會出現心悸、頭痛、胸悶等問題；相對地，如果長時間心情低落，使得副交感神經過於亢奮，則可能會有憂鬱的問題。

交感神經主要管理心臟、血管系統，副交感神經則管理腸胃系統、泌尿系統和支氣管系統，兩者共同主導呼吸、心跳、胃腸、泌尿生殖、排汗、體溫等功能。換句話說，我們人體的呼吸系統、心臟血管系統、消化系統、泌尿生殖系統、體溫維持等等，全都是由自律神經負責管理。

當自律神經正常運作時，會自發性地讓上述系統功能正常和自行管理，但糟糕的是，自律神經系統會受到我們的意識狀

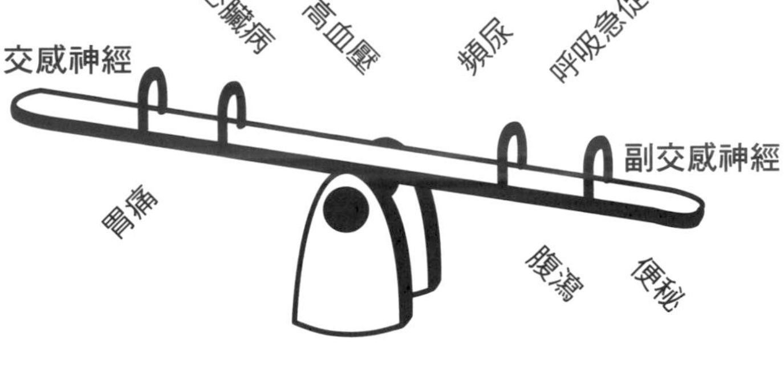

生病時不要急著吃藥想讓病症馬上消失，而是該省視一下，身體的哪個環節出了問題。

態和情緒波動所影響，一旦心理狀態不健康，或是經常處於情緒起伏波動大的情境，導致自律神經失衡，身體就會開始出現心血管、腸胃、支氣管等毛病，必須趕緊就醫治療，以免小問題演變成大病症，造成一發不可收拾的後果。

當我們的自律神經平衡，身體的免疫系統自然也會正常運作，就能夠抵抗環境裡的病毒和細菌，使人體不受流行病毒的侵擾。當自律神經系統正常，失眠、憂鬱、心悸、心臟、腸胃、呼吸、泌尿系統……等症狀也不會出現，因為健康的身心，自然能夠調節搞定一切外來的衝擊。

所以，生病時不要急著吃藥想讓病症馬上消失，而是該省視一下自己身體的哪個環節出了問題，是生活作息不規律、飲食不正常，還是身心壓力太大，導致健康狀況跟著出了問題？找出真正的問題，才有辦法徹底解決健康的難題。

導致自律神經失調的五大原因

既然自律神經對我們的健康有著如此重要的影響，那麼，該如何自我保健、避免引發自律神經失調呢？以下五種最容易導致的因素，一定要徹底掌握及了解，才能夠遠離疾病、擁有健康身心。

身心壓力過大，心理狀態失衡

當一個人的身心壓力過大，又沒有適當管道可以抒壓的時候，就容易產生自律神經失調。這一類型的患者，初期會有胸悶、頭痛、失眠、心悸、焦慮不安等症狀，如果自覺有這些症狀，可前往醫學中心或自然醫學診所，由專業醫師進行檢測，一旦確定有失調狀態，就要及早改善。

自律神經失調的患者，初期會有胸悶、頭痛、失眠、心悸、焦慮不安等症狀。

研究個案

擔任工程師的思俊平常工作忙碌，加班熬夜是家常便飯不說，遇到競爭對手的公司有新產品發表時，公司還會要求員工加緊腳步開發新產品，以跟對手抗衡。長期處在這種高壓的環境之下，思俊感到越來越焦慮，有時想到未完成的工作，更是有一種莫名的恐慌感，導致夜晚很難入眠，白天的工作效率連帶受到影響。在這種惡性循環之下，思俊開始出現經常性頭痛、胸悶、呼吸不順，身體的不適讓他驚覺健康狀況亮起了紅燈，開始正視自己的作息與壓力排解問題。

像思俊這樣的例子屢見不鮮，尤其近年來上醫院求診的患者當中，因工作壓力而引起失眠的狀況更有日漸增加的趨勢。在此提醒忙碌的上班族們，要多注意這樣的狀況，不要以為失眠數數羊就沒事，倘若這樣的情況變成一種常態，小心疾病很快就會來拜訪。

飲食結構不合理，攝取習慣不健康

現代人凡事講求效率方便，可以去餐廳吃飯就不會想在家開伙；許多上班族三餐都在外匆促解決，並且為了節省用餐時間而顧不得要細嚼慢嚥。長期下來，在無法均衡攝取營養及消化不良的情況下，導致營養不均衡，或者出現消化系統障礙，結果不是腸胃道無法吸收營養而過瘦，就是吃下太多垃圾食物、熱量來不及消化而囤積在身上。

如果只是身材走樣也就算了，可以用運動來改善，可怕的是，這樣的飲食習慣持續下去，將影響到健康。

腸胃道

一旦自律神經失去平衡，腸胃道就會開始產生一些症狀，如便秘、腹痛等問題，尤其便秘的情況若沒有得到改善，時間一久就容易罹患大腸癌，或是身體毒素無法排出，產生蕁麻疹、皮膚異常搔癢等

便秘的情況若沒有得到改善，時間一久就容易罹患大腸癌，或是產生過敏現象。

過敏現象，健康狀況亮起嚴重紅燈。

當我們的身體出現以上這些症狀時，代表了管理腸胃系統的副交感神經已經產生失衡現象。狀況輕微者，我通常會建議他們多吃益生菌，改善腸胃道健康。倘若狀況較嚴重者，則建議他們運用自然五音法或者耳穴按壓法來自我保健，會有明顯的改善效果。

當然，最根本的還是從改變自己的飲食習慣著手，三餐定時、定量，多均衡攝取魚肉、蔬果，進食時保持愉快心情，細嚼慢嚥，才能徹底改善失衡問題，回復健康。

心臟病、高血壓與中風

另外，飲食太過油膩也會造成膽固醇、三酸甘油酯過高，形成血管狹窄，產生心臟病、高血壓等疾病，很容易就會造成可怕的中風或者急性心肌梗塞。這樣的例子在社會新聞中時有所聞，非常可怕，而這也是自律神經失調所引起的問題。

癌症

身體發出的小警訊沒有在注意到的第一時間就做好處理，時間一久就會釀成大病，甚至癌症。癌症目前仍是國人死亡率居冠的原因，由此可見，自律神經失調對人體健康的危害有多麼可怕，堪稱是奪走健康的第一號殺手，絕對輕忽不得。

從事研究工作多年，我見證過許多小毛病未及時處理，延宕到最後變成癌症的例子。站在研究者的角度，我更是極力呼籲大家正視飲食攝取的重要性，好好善待自己，戒掉亂飲亂食、囫圇吞棗的壞習慣吧！

研究個案

亞薇愛吃炸雞是出了名的，每天下午茶時間總喜歡在辦公室「揪團」一起訂香噴噴的鹽酥雞或炸雞排來吃，依照她自己的說法：「每

身體發出的小警訊沒有在第一時間就做好處理，時間一久可能會釀成大病。

日一炸雞，活力又有勁！」好像沒有吃到炸雞就像沒進食一樣，整個人頓時無力。

她嗜吃肉又愛吃油炸物的飲食情況，有時連身邊的家人、同事都覺得有點誇張，勸她要多吃一些蔬菜均衡一下，但亞薇對於肉與蔬菜、水果的攝取比例還是很懸殊，日積月累的錯誤飲食習慣，不但讓她經常性便秘，嚴重的時候，還曾經因腹部脹痛而進醫院吊點滴。

像亞薇這樣的例子，最常發生在飲食不正常，如暴飲暴食、進食速度過快，或者特別偏好某一類食物而攝取不均衡的人身上，而且過度食用油炸類食物還容易引起血管阻塞問題。當管理腸胃系統的副交感神經不正常運作時，就會導致臟器發炎，引發疼痛，若再不及時改善處理，拖到最後變成癌症，到時恐怕再香、再美味的美食都無福消受了，不是嗎？

作息時間不規律，生活方式不健康

脂肪囤積問題

依照中醫講求作息的原則來講，晚上十一點以前應該要把所有東西吃完。人體在十一點開始走膽經，膽經可以乳化脂肪，所以如果在十一點之後開始吃東西，原本要乳化脂肪的功能，會因為我們一直吃進食物而轉移作用，變成無法運作，脂肪也就沒有辦法消化掉，導致越來越胖、脂肪越來越多，三酸甘油酯也越來越高。想要減重的人，尤其不能不知道這一點。

失眠問題

隨著緊張忙碌的生活步調，罹患失眠的人有越來越多的趨勢。會產生這樣的現象，主要多由於現代人來自家庭、生活、工作、經濟等

> 晚上十一點以前要把所有東西吃完，深夜一點以前一定要就寢，才是健康的養生之道。

各方面壓力過大，使得為了應付各種壓力、緊張、恐懼、焦慮情緒的交感神經過於亢奮，到了夜晚無法順利切換成讓心跳、呼吸有平緩作用的副交感神經上場，讓我們的身體轉換成睡眠模式，這樣的情況下，很容易就會引起所謂的失眠症，成了現代人最常見的通病。

就寢時間

最晚深夜一點以前一定要就寢，才是讓身體健康的養生之道，因為人體在深夜一點之後走的是中醫所說的肝經。肝的主要功能在於排毒，調整體內的內分泌及魂魄元氣（肝主魂），因此，若長期失眠很容易就會演變成憂鬱症、躁鬱症，最後變成精神科疾病。所以，平常作

深夜 1 點	晚上 11 點
肝經	膽經
GO! 該上床睡覺了！	STOP! 不要再吃東西了！

息規律的人如果開始出現失眠的現象，一定要盡快找出原因，用不傷害的方式加以改善，例如：睡前喝點溫牛奶、泡熱水澡來放鬆舒緩情緒等幫助入眠，盡量遵守正確就寢時間，不熬夜，才能夠擁有足夠的精神應付第二天的生活。

睡多久才夠？

雖然一般提倡睡眠時間一定要足足八個小時，身體才會健康，但一般所說的八小時，並不是指連續睡上八小時，而是一天中累積的睡眠時數包括午睡等，盡量接近八小時的平均值就可以了。畢竟隨著現在社會的生活環境改變，不像以前能夠單純地日出而作、日入而息。

從很多醫學報告或研究看來，一般人平均一天約睡上六、七個小時其實就已經足夠。除非是正在發育的青少年或者幼兒，才需要靠睡眠來增加生長激素，否則並不用要求自己一定要睡足八個小時，藉此更可做為判斷自己是否健康的標準，只要視自己的實際狀況來斟酌睡

從很多醫學報告或研究看來，一般人的一天平均睡眠時間約六、七個小時其實就已足夠。

眠時間即可。

午睡讓你更健康

除了掌握充足睡眠時數之外，在「對」的時間休息也是非常重要的事。除了晚上應該要在深夜一點以前就寢，中午「午時」（十一點至一點）這段時間，人體的能量最強，建議大家應該利用這個時段休息一下，或者趴在桌上小睡一下也好。盡量不要在能量高的時候去做一些壓力大的事情，這會讓交感神經提高、心跳加快、呼吸急促，讓心臟血管系統受到傷害。所以，懂得在「對的時間」去做「對」的事，也是一個保護自己身體健康的訣竅喔！

研究個案

馨馨是二十五、六歲的上班族，最近有件讓她感到非常困擾的事情，她除了有晚上睡不著的失眠狀況之外，連帶地體重也跟著上升，有越來越胖的趨勢。我詢問了馨馨的作息情況，很快就找出原因，果然如我所想的，馨馨的肥胖症和失眠狀況有著絕大的關聯。

很多人不解，因為失眠而造成睡眠不足的人，照理來講是持續地在燃燒脂肪、耗費體力，應該會變瘦才對呀？怎麼馨馨還會變胖呢？其實，答案就在於馨馨解決失眠困擾的錯誤方式。

原本造成她失眠的原因是連續幾個週末的白天，她都用來補眠，經常睡到下午才起床，導致晚上的睡覺時間反而睡不著，躺在床上翻來覆去都不能入眠，於是她心想既然精神這麼好，不如把握時間看看ＤＶＤ再睡吧！於是，為了搭配扣人心弦的劇情，飲料零食也應景拿出來，而且在不知不覺中，全部都被她吃下了肚。

等到看完ＤＶＤ準備要入睡時，她才發現腦海裡出現的全都是剛才的劇情，情緒還處於亢奮狀態，很難在一時之內就睡著。最後，她不但睡眠狀況沒有改善，還吃進了一堆高熱量零食，想當然耳，會胖也不是沒有原因的。

中午十一點至下午一點，人體的能量最強，不適合做壓力大的事情。

只是，馨馨並沒有趕緊調整自己的生活作息，反而愛上了在Friday night看ＤＶＤ配零食的放鬆方式，而這也造成了她除了失眠症狀之外，體重越來越重。身體狀況大不如前。

情感生活品質下降，人際關係日益緊張

有些人失戀就開始大吃大喝，導致身材肥胖，而有些人失戀之後則茶不思飯不想，甚至導致厭食症上身。

因失戀而暴肥

有一位二十歲的年輕女孩因為感情問題導致自律神經失調，靠著大吃大喝安撫情緒，在短短的半年之內，她的體重從原本的四十五公斤纖細身材，變成了七十公斤的水桶腰，對她的生活和人際關係都造成很大的障礙。後來，她意識到自己的身材嚴重走樣，狠下決心減重，但試了坊間各種減重方式都沒有效果，反而越減越肥。

這是因為情感傷害使得她的自律神經失調，無法停止口腹之慾，身體也無法停止囤積大量脂肪；簡單來說，她的身心靈已經不在一個正常運作的狀態之下，用各種方法強迫自己瘦下來也是沒有用的，除非重新調整自律神經系統，再進一步節食、運動，才能有顯著的成效。

所以，我請她暫停使用任何方式減重，好好地放鬆身心，做一些讓自己開心的事情，想吃什麼就吃什麼，不要再給自己更多壓力。此外，我也建議她一個人的時候戴上耳機，聽聽古典音樂，經常外出散步。經過兩個月之後，她的食量開始慢慢下降，也不再放縱自己猛吃零食，經過自律神經儀器測試後，我發現她的自律神經系統逐漸恢復平衡，一年之後，她雖然並沒有特意減重，但體重又回復到了失戀前的四十五公斤。

避免憂鬱症，從午休著手

在社會新聞中，我們經常可以看見一些不擅處理情緒問題所導致

情緒緊張或者憤怒的時候，不妨利用鼻吸鼻吐的深呼吸方式讓情緒逐漸平緩下來。

的悲劇，令人扼腕。

其實，有時候只要能夠適時地抒發心裡的鬱悶不快，就能夠避免因累積了太多壓力，而導致自律神經失調，最後演變成憂鬱症、躁鬱症。

人際關係多半跟自己的個性有關，如果個性過於內向，罹患憂鬱症的機率自然會比較高一些。要避免這樣的問題，白天可以選擇在能量高的「午時」（中午十一點到下午一點）離開辦公室環境，到戶外或者附近的小公園走一走、散散步，或做一些簡單運動，提高副交感神經作用；一旦副交感神經活性增加，憂鬱、不滿的情況就會平衡下來，幫助人排除負面的情緒，讓自律神經回復平衡。

除了藉由散步抒解壓力之外，深呼吸也可以達到自律神經平衡的效果。因此，當你情緒緊張或者憤怒的時候，不妨利用鼻吸鼻吐的深呼吸方式來調節自律神經，讓情緒逐漸平緩下來。

維持自律神經正常運作

自律神經系統主導了我們身體器官的運作，以交感神經與副交感神經互相協調，在我們不自覺的情形下順利交替完成功能：

白天是交感神經主導，能讓我們面對各種緊張、壓力、情緒狀況，因此白天的精神多處於亢奮的狀態。

夜晚，則是副交感神經運作的時期，它會讓我們的情緒平緩，在忙碌了一天之後，身心得到放鬆，安穩地入眠。

在自律神經系統正常運作下，我們可以有正常的作息、健康的身體，可是，一旦自律神經系統出現失衡的狀況，身體器官很容易就會發炎，出現各種狀況，例如腸躁症、經前症候群、暈眩症、產後憂鬱症、代謝症候群……等等，都是自律神經系統失調的結果，因此，只要調整好自律神經系統，就可以使一些不舒服的症狀獲得改善。

想要讓自律神經回到平衡狀態，當然就得排除那些干擾自律神經

含有維他命B群的食物可幫助放鬆情緒，例如：深綠色蔬菜、魚、糙米、豆類、牛奶。

系統的因子，例如找到適當的抒壓方法、避免過長的工時、不要讓自己長期處於高壓狀態或是依賴藥物、養成抽菸、喝酒等不良習慣。另外，保持充足睡眠、經常深呼吸、唱歌、大笑、聽開朗輕快的音樂等，都有助於改善。

在飲食方面，也可以多吃一點含有維他命B群的食物來幫助放鬆情緒，例如：深綠色蔬菜、魚、糙米、豆類、牛奶等都是不錯的選擇。

除此之外，利用穴道按摩也是改善自律神經的方法。平常在家時，或者利用上班的休息時間空檔，都可以做些簡單的穴道按摩，例如：用大拇指和食指按壓指甲根部，持續十秒鐘之後再放鬆，兩手交替使用，一天兩、三回（見下圖）。

只要用心留意自己的生活作息狀態，配合做些運動，就能夠調整自律神經系統，打造不生病的體質！

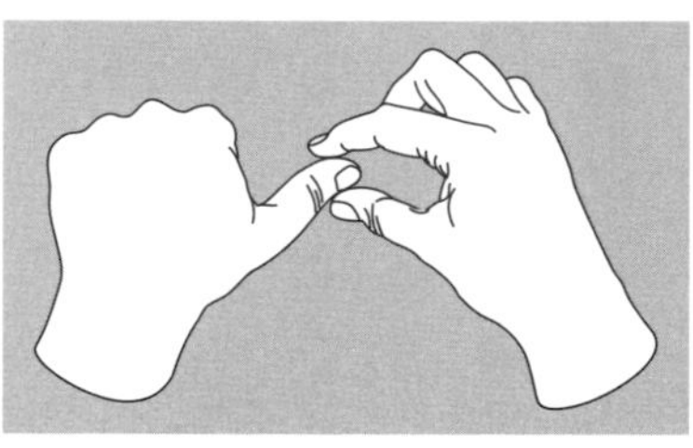

不良的工作與居住環境

有一位年輕的工程師，長年輪值大夜班，工作三天休息四天，某天他在公司安排的健康檢查中，發現自己的收縮壓竟然高達一百八十幾，有高血壓的症狀。很顯然，這是他的自律神經出了問題。

另外，當我們居住的環境中有噪音、菸害、空氣污染等等狀況時，長期干擾下，也容易使自律神經失衡，對身體造成一定程度的傷害。

例如：居住在空氣污染的環境下，每當我們吸進髒空氣時，就會讓體內的自由基增加，一旦自由基增加便會干擾自律神經，等到自律神經失調導致發炎症狀產生之後，就有可能會導致癌症。尤其本身就有遺傳癌症基因的人，居住在這種環境下更容易引發疾病，這也是為什麼有些人住在空氣品質差的地方，容易得到肺癌、肺腺癌的原因。

針對這種狀況，最一勞永逸的方法當然就是搬離惡劣的環境。倘若暫時無法搬離，可以用其他方式來改善，例如到住家附近的公園散

失眠、頭痛、腦神經衰弱、高血壓……等常見問題，常是因自律神經系統失調引起。

步，或者利用假日遠離都市，到近郊有綠樹的地方做一些有氧運動、深呼吸運動，藉由吸進乾淨的好空氣（氧氣），排除體內的自由基，維持自律神經的正常運作。

調整身體的自律神經系統，改善症狀

在我多年的研究當中，發現人體有一些常見的症狀都是因自律神經系統失調所引起，例如：失眠、頭痛、腦神經衰弱、高血壓、低血壓、坐骨神經痛、肩膀痠痛、手腕疼痛（電腦手）、胃痛、心律不整、腰椎盤突出、月經失調、經痛、慢性鼻炎、咽喉疼痛、傷寒、胃下垂、新陳代謝緩慢、頸椎疼痛、胸腔鬱悶、關節痛……等，只要能改善自律神經系統失調的問題，這些症狀往往不藥而癒。

1. 頭部的症狀：頭暈、頭痛、頭皮發麻、偏頭痛。
2. 眼睛的症狀：眼睛疲勞、眼睛痛、視力模糊、眼睛痠澀。

3.耳朵的症狀：耳蟬鳴、耳痛。

4.口部的症狀：口乾、口渴、味覺異常。

5.喉嚨的症狀：異物感、發癢、異常想咳嗽。

6.手部的症狀：發麻、發抖。

7.腳部的症狀：肢體麻木、腳跟疼痛、腳部肌肉跳動。

8.肌肉、關節的症狀：肩膀緊繃、全身肌肉痠痛、關節倦怠或無力。

9.呼吸器官的症狀：胸悶、類鼻塞而呼吸困難。

10.心臟症狀：心悸、心律不整、胸悶。

11.血液循環的症狀：血壓明顯起伏、頭暈眼花、手腳冰冷、站立性暈眩。

12.消化器官的症狀：噁心、嘔吐、胃痙攣、腹部脹、便秘或拉肚子、腸胃蠕動異常。

13.膀胱的症狀：頻尿、排尿不易。

14.生殖器的症狀：陽萎、陰道乾。
15.皮膚：多汗、不出汗、異常冷汗、皮膚乾、全身癢。
16.精神症狀：焦躁和易怒、記憶力退化。
17.全身的症狀：全身疲憊、缺乏食慾、失眠、睡眠淺或夜多夢。

這些現象類似某些疾病的症狀，但去醫院檢查時，往往各種健康數值正常，令患者百思不得其解，還以為自己得了什麼罕見疾病。但是，透過按壓耳穴、唱五音等自然養生法，調整好自律神經系統之後，這些症狀自然而然就改善了。

非上醫院不可的「白袍高血壓症候群」

在西醫的臨床醫學上有一種「白袍高血壓症候群」，通常發生在年長者的身上，他們可能在家裡自行測量血壓值都是在正常值範圍內，然而一旦到了醫院，血壓就是超標。這種情形也令醫師感到困擾，

> 透過按壓耳穴、唱五音等自然養生法，調整好自律神經系統後，惱人的症狀自然就改善。

若是只按照當下的血壓數值判斷罹患高血壓疾病，開了降血壓藥物，有可能對於患者產生反效果。

在你家裡可能也有一些長輩看醫生已經成為一種「習慣」，他們常常感覺頭暈眼花、四肢無力，覺得自己需要去看醫生，只要看到醫生吃了藥就好了，就算醫師只是給一些保健維他命食品也無妨。

其實，這也是自律神經系統失調的結果。當他們不看醫生的時候，交感神經系統就特別活躍，導致身體有很多不舒服的症狀產生。但是當他們看了醫生之後，副交感神經就會活絡起來，以平衡整個自律神經系統，而那些不舒服的症狀也自然而然地消失了。

對於自律神經系統失調的情形，老人家特別容易多想，因此，要適時安撫他們的心情，以避免他們因為擔憂而使得症狀更嚴重。

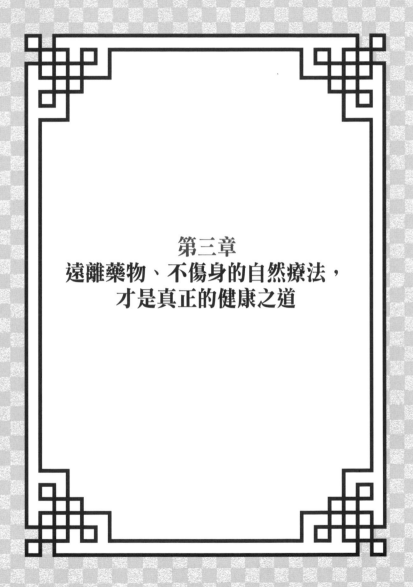

第三章
遠離藥物、不傷身的自然療法，才是真正的健康之道

西醫不是唯一解藥

第二次大戰之後，抗生素的誕生大大提升了患者在手術過程中的存活率，之後類固醇的發明，更是有效抑制了過去許多棘手的疾病，這促使有立即性療效的人工藥物以及運用侵入性手術的現代醫學蓬勃發展起來。當時的美國醫藥專家認為，只要朝著這個科學方向走，百年之內一定能消滅所有人類的疾病。

到了今天，我們所看見的事實，卻是從抗藥性發展出來的新病毒不斷增加，以及各種因藥物帶來的新形態疾病……由此可見，現代醫學並不是解決人類疾病痛苦的唯一答案。

吃藥不會讓你更健康

一般人習慣生病就要看醫生，由醫師「對症下藥」，認為吃了藥，

多運動可以提升免疫能力，預防感冒。

病就一定會好，這個觀念其實是非常不正確的，因為沒有什麼藥物可以使人長保健康！吃藥或許可以讓不舒服的症狀消失，卻也可能使得身體更不健康。現代醫學強調藥到病除、術後病除，幾乎到了為殲滅疾病不擇手段的地步。癌症治療就是這種精神的極致展現：先是割除原生癌器官，為了遏止癌細胞增生，再使用化學治療，不惜將健康的細胞與癌細胞一網打盡。

許多人抱著吃藥速成觀念，膽固醇過高就吃降膽固醇藥，血糖過高吃降血糖藥……其實血糖過高不一定要吃藥，我們的身體在正常情形下自有它的運作道理，例如會分泌胰島素，將糖儲存起來備用。在這種情形下，病人需要做的就是調整飲食，讓之前吃下去的過多糖分及熱量有時間消化代謝。其他身體不需要的物質也都會逐漸代謝掉。

以大家最常見的感冒來舉例，一般可以多運動，提升自己的免疫能力，自己治療自己。因為我們的身體就有足夠的力量殺死病毒，過程中可能會發燒，那是為了使免疫系統發揮作用所啟動的一種機制。

如果這時候想要靠外力，例如藥物來治療感冒，就得要殺死感冒病毒，這時候，醫生便會使用抗生素。不過，當抗生素進入體內，身體便將它們「一網打盡」，結果感冒病毒固然被殺死了，但身體的抵抗力反而變得比以前更糟了。

從另一個角度來看，若是身體的消化吸收系統已經很差，那麼即使吃了再好的藥、再貴的營養補給品，也不能帶來健康。

身體是一個有機體，能為自己做許多事情，包括治癒疾病。如果使用太過侵入性與極端的方式去不斷地「修正」身體，使它陷入混亂與受傷害的狀態，那麼恐怕只會導致兩種結果：一是身體變成了依賴藥物的機器，最常見的例子就是吃安眠藥才能入睡，吃頭痛藥才能持續工作。二則是身體會為受到的傷害反撲，到時，就得靠更重的藥物劑量才能抑制疾病，更可能因為過度濫用藥物而導致某些臟器損傷。

愛惜自己的身體，在平日的生活中就不要過度傷害它，生病的時候更不要為求快速治療而痛下猛藥，這是放諸四海皆準的健康原則。

自然醫學提供了現代人不吃藥、不打針的治療方針，逐漸找回身體的自癒能力。

治療，對身體的侵害越少越好

儘管現代醫學已經盡力從控制藥物劑量、利用藥物彼此間的箝制作用，以減少對身體的侵害，但光這樣做還是不夠的，必須進一步跳脫這些藥物對身體的傷害。

自從抗生素發明之後，人們逐漸放棄療效緩慢的自然療護，轉而投向現代醫學的懷抱。然而，當新形態的病毒與疾病再度陷入無解時，自然療護的火苗又逐漸蔓延，近年來，美國的自然醫學院如雨後春筍般成立。自然醫學提供了現代人不吃藥、不打針的治療方針，提倡以天然無害的方法，儘可能使身體的自癒系統和免疫系統啟動，逐漸找回身體的自癒能力。

現代人養生的目標不只是要消除疾病，更要追求健康；不只是要維持生命，更要追求良好的生活品質。為此，許多醫師為病人治療時所採取的手段更需要斟酌，除了謹慎開立藥方以及控制劑量之外，坊間越來越受民眾重視的自然醫學也提供了更溫和的方式，那就是——用非侵入性、簡單就能自我保健的方式，讓身體回復健康。

溫和、不傷身的中醫療法

中醫的目標在於幫助身體維持在最自然的健康狀態，而不僅是補救疾病發生帶來的危害。中醫主張人與自然、社會協調及自身陰陽動態平衡的結果，透過五行、五音、五臟、五色等方法，可以調整人體的陰陽、氣血、臟腑、形神失調的情況，使健康獲得改善，防患於未然。

比起手段較為激進的西醫，中醫一般多採用溫和、非傷害性的方式來調整患者的身心失衡狀況。

以高血壓為例：治療高血壓的西藥，目的是使血流更順暢，因此常使用利尿劑（Diuretics），例如 furosemide 和 spironolactone，或

中醫一般多採用溫和、非傷害性的方式，來調整患者的身心失衡狀況。

者是血管擴張劑（Vasodilators）hydralazine、minoxidil來達到治療目標。然而在中醫的領域中，並沒有「高血壓」這種說法，因此若患者出現西醫所謂的高血壓症狀，中醫師會先判斷病人是否為氣虛？或者是肝陽上亢？若是前者，便在藥方裡加入黃耆；若是後者，則可使用龍膽瀉肝湯類的藥。

兩種治療方式主要的不同在於西藥針對單一病症、單一器官，使用直接有效的方式來使病症消失，但中藥則是將人體看成一個系統，治療重點主要在於調整身體系統順暢，不阻塞。

近年來重視養生的人們紛紛開始轉向自然療法，以具有數千年歷史的中醫來治癒疾病。中醫利用五行的觀念，來提升身體的免疫能力，只要能夠妥善並正確地應用這些方法，你也可以成為自己的醫生，輕輕鬆鬆達到養生保健的功效！

養生十六宜健康長壽操

1. 髮宜多梳：以五隻手指輕梳頭部。
2. 面宜多擦：食指輕輕劃過眼眶下緣，再以手掌摩擦臉部。
3. 目宜常運：旋轉眼球預防乾眼症。
4. 耳宜常彈：輕彈耳垂，拇指食指輕捏耳朵外緣。
5. 舌宜抵顎：舌尖抵上顎，可調自律神經。
6. 齒宜數叩：牙齒好消化好，助消化。
7. 津宜數嚥：常吞唾液有助自律神經。
8. 濁氣常呵：增加心肺功能。
9. 背宜常暖：按摩背部有助督脈。
10. 胸宜常護：活化任脈。
11. 腹宜常摩：活化任脈。

中藥是將人體看成一個系統，治療重點主要在於調整身體系統順暢，不阻塞。

12. 穀道宜常撮：手抓穀物可按摩手部穴位。
13. 肢節宜常搖：兩腳站定，動腿不動腳。
14. 足心宜常擦：手掌按摩腳底湧泉穴（如左圖）。
15. 皮膚宜常乾沐浴：指淋浴。
16. 大小便宜閉口勿言：養精氣。

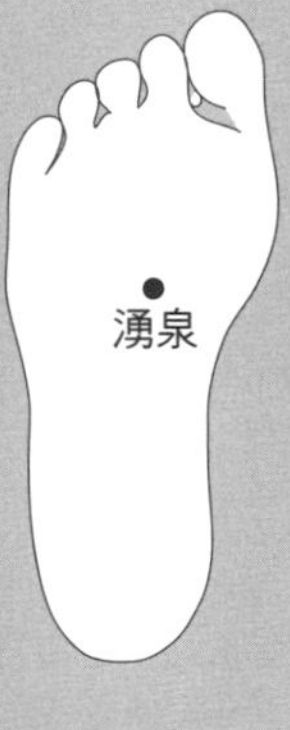

●保養泌尿系統：腎經

節氣與經脈保養方法

1.一月五日「小寒」：保養心包經，可多按摩內關穴。

2.二月四日「立春」：保養腸胃系統脾經和胃經，可多按摩陰陵泉穴和天樞穴。

3.四月五日「清明」：保養泌尿系統腎經，多按摩湧泉穴。

4.五月五日「立夏」：保養消化系統肝臟、肝經和脾經，按摩太衝穴、陰陵泉穴。

5.六月二十一日「夏至」：保養神經系統大腦。

6.七月二十三日「大暑」：保養心經，按摩少海穴、手神門穴。

7.八月七日「立秋」：保養消化系統肝經、脾經。

8.九月七日「白露」：保養泌尿系統腎經。

9.十一月七日「立冬」：保養呼吸系統、咽喉、肺經、脾經，按摩合谷穴、陰陵泉穴。

10.十二月二十二日「冬至」：保養腸胃，按摩天樞穴、陰陵泉穴。

人體經絡簡圖【側面】

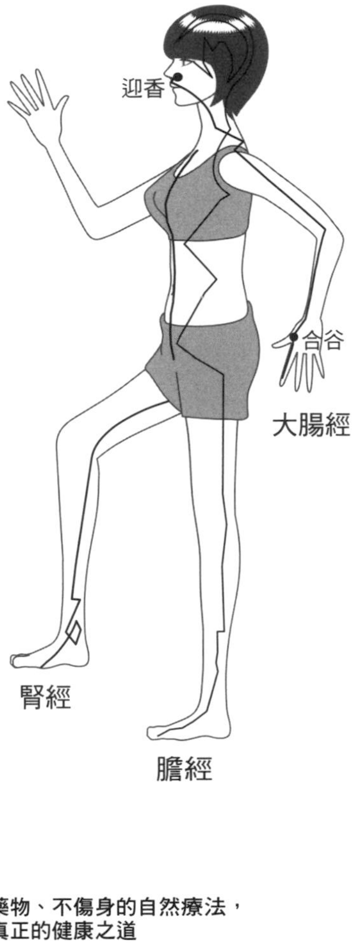

人體經絡簡圖【正面及背面】

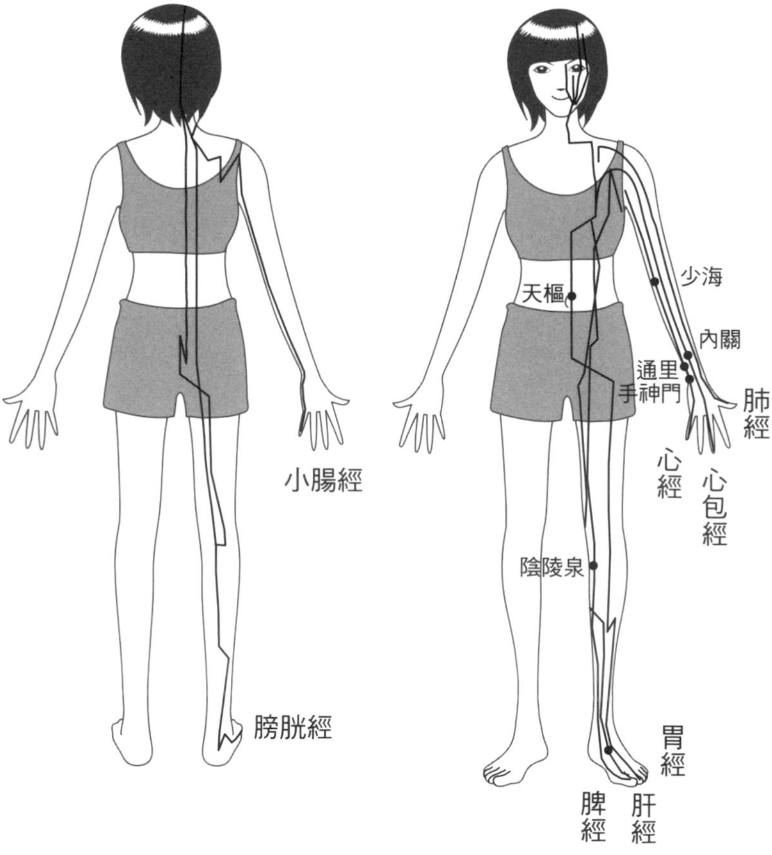

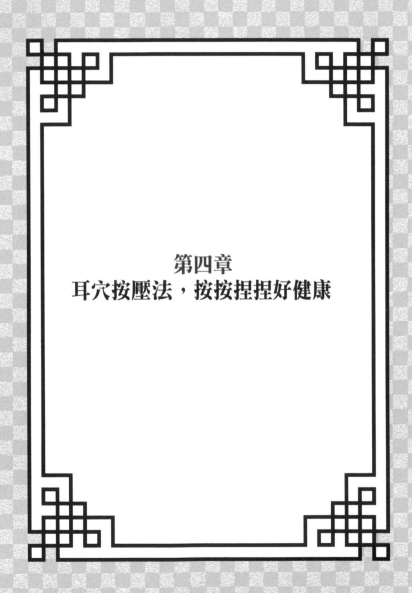

第四章
耳穴按壓法，按按捏捏好健康

按壓耳穴來養生

刺激耳朵穴道，是一種既簡單又有效的自我保健方式。它沒有西醫大量服藥傷害身體的副作用，也不像中醫的針灸般讓人心生恐懼，或是需要專業的中醫師才能執行，就能夠達到解緩疼痛與養生保健的效果。

不要小看我們的耳朵，在這小小的面積上，其實密佈著全身十二經脈的穴道，它能反應出全身經絡的健康情形，而利用這些穴位也能調整全身經絡，改善身體健康。

一般人都知道，透過中醫的針灸療法能夠刺激身體的穴道，調整經絡，但其實透過原理相同的耳穴按壓法，也能達到與針灸類似的效果。比起針灸，耳穴養生法不但沒有侵入性和傷害性，自己在家更可以隨心所欲地進行，人人都可以輕鬆做到。

耳朵小小的面積上，密佈著全身十二經脈的穴道，利用這些穴位便能改善身體健康。

耳朵經絡與身體健康息息相關

耳穴按壓所運用的原理和針灸治療一樣，只是，針灸屬於侵入性治療，有較強烈的疼痛感，往往令許多人望之卻步；而耳穴按壓只需要簡單的步驟，就能夠達到刺激穴道的目的。

在我們的耳朵上，有著反應全身臟器與經絡的反射區，像腳底按摩一樣，當身體的經絡阻塞、氣血瘀積而導致臟器發炎時，只要按壓耳朵對應的穴道，就會感到刺痛，如果有這樣的情形，便表示我們的身體出現了狀況，需要去保健它，才能夠回到健康狀態，正常作用。

靠著按壓力道與單位面積刺激的反射作用，可調節五臟六腑、行氣運血、調理陰陽、抗禦外邪，是自然養生當中，操作方法簡單又效果顯著的養生法。

因此，簡易又方便操作的按壓耳朵穴道，不但能在我們臟器發炎時立即減緩疼痛，得到舒緩之效，平常也能夠做為保健之用，讓經絡氣血暢通不瘀積，保持身體健康。
現在，就來認識一些耳朵上常見的穴道吧！

常用穴道圖【耳朵背面】

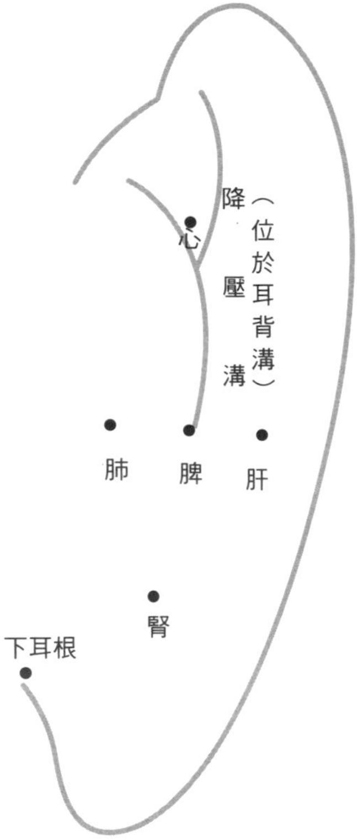

常用穴道圖【耳朵正面】

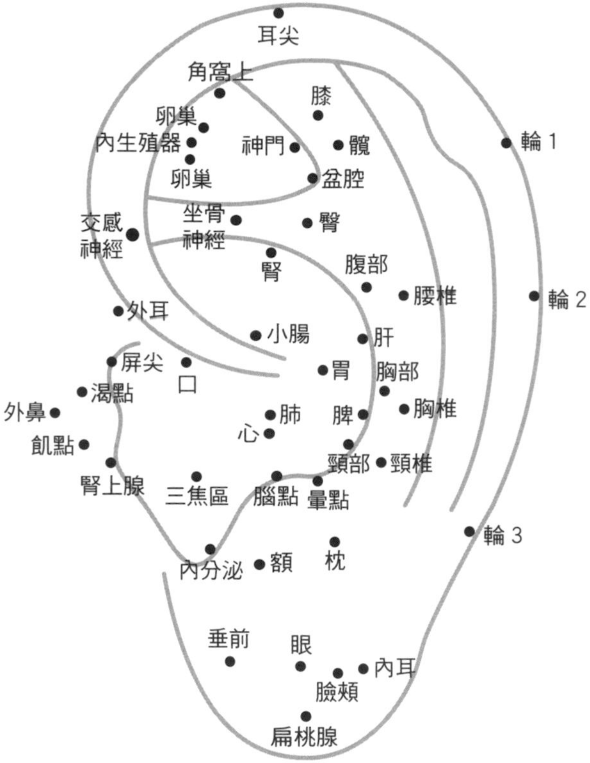
耳尖
角窩上
膝
卵巢
內生殖器
神門
髖
卵巢
盆腔
輪 1
交感
神經
坐骨
神經
臀
腎
腹部
腰椎
輪 2
外耳
小腸
肝
屏尖
口
胃
胸部
渴點
外鼻
肺
脾
胸椎
心
飢點
頸部
頸椎
腎上腺
三焦區
腦點
暈點
輪 3
內分泌
額
枕
垂前
眼
內耳
臉頰
扁桃腺

耳穴按壓的原理

我們的耳朵裡有一些穴位，分佈在耳輪的軟骨上，包括肝、腎、脾和內分泌這四個穴位，和腳底板一樣，同時也反映體內五臟六腑的健康狀況。針對這四個穴位持續每天按壓、刺激穴位，便能維持健康。

按壓耳穴的原理，是運用力道施加在單位面積上所產生的壓力，來讓阻塞的經絡氣血暢通。只要在耳穴上稍微施加按壓力道，就能刺激經絡，達到等同於針灸的效果。

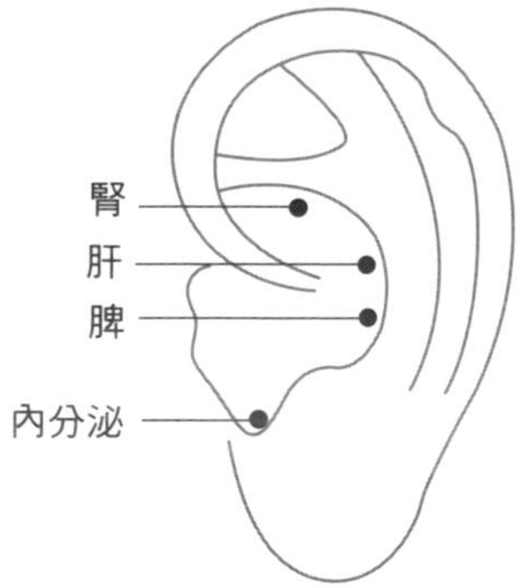

●改善免疫系統

只要在耳穴上稍微施加按壓力道，就能刺激經絡，達到等同於針灸的效果。

按摩耳朵穴道的方法非常簡單，先對照穴道位置圖，按圖索驥，找到與疾病相對應的穴位，便能輕鬆進行。例如：肝臟氣滯血瘀，施穴點就是在肝臟穴位。

很多人一聽到「找穴位」，腦海中就會出現一張複雜的人體穴位圖，認為那是專業的中醫師或者民俗療法者才會的技能。事實上，找穴位一點都不難！只要依照本書所標示的穴位圖按對位置，用心去感受它，多練習幾次，就能夠輕鬆上手！

耳豆、耳穴按壓養生法的研究

在我過去針對耳豆的相關研究中，曾針對女性經痛問題做實驗，研究結果發現，貼上耳豆（註）後，受試者體內的一氧化氮增加，自由基也降低了，對改善經痛的效果非常好，症狀大幅下降。

大家可能不知道，經痛所產生的疼痛情形，嚴重時還會導致心血管疾病，因此，使用貼耳豆的方式來防治，就能避免日後發生更嚴重的危險。

另外，我也針對糖尿病高危險族群做過研究。研究結果發現，在個案的耳朵貼上耳豆，每天按壓，五天更換一次，如此經過兩個月的

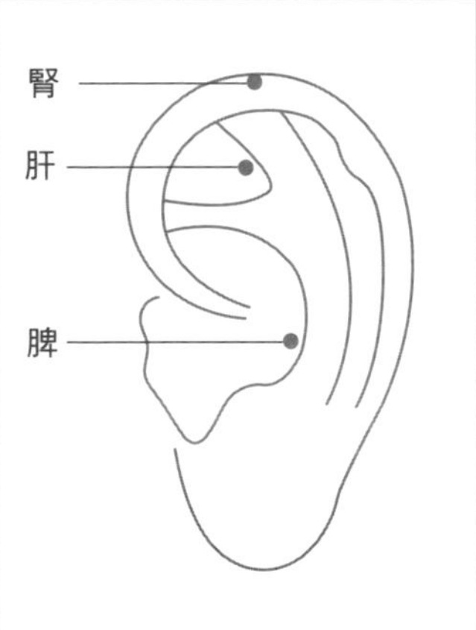

●幾個耳穴例子

倘若不徹底改變日常生活作息，遵行正常規律的生活，疾病當然會再復發。

時間，這些屬於糖尿病高危險群的人，體內的自由基通通降低了！一旦自由基下降後，體內自律神經失調的問題就得到了改善。由此可知，透過科學實驗證明，刺激耳朵穴道的確能夠在改善健康狀況上得到良好的效果。

不過，要提醒大家的是，雖然按壓耳朵穴道、貼耳豆可以減緩症狀、改善症狀，但是體內的神經傳遞物質不會這麼快消失，倘若不徹底改變日常生活作息，遵行正常規律的生活，又開始放縱自己暴飲暴食或熬夜，疾病當然會再復發。為了自己的身體健康著想，建議大家還是盡量以良好的生活習慣做為日常保健的基礎。

＊註：耳豆大小約零點一公分，是將白米切成一半之後，浸泡在中藥「王不留行」當中兩個月。「王不留行」在一般中藥行都買得到，價格經濟實惠。在《本草綱目》中記載：「王不留行」本身具有通血路、壯筋骨和通乳腺的作用。

神門點、脾點穴↓抵抗流行性感冒

每當秋冬流行性感冒蔓延時，免疫系統不好的人特別緊張，因為根據過去的經驗，「不管流行什麼感冒，一定有自己的份」。

若想不生病，就要進一步提升全身的氣血與活力，如此不但能夠防範病毒入侵，更能進一步提高身體自癒力。按壓耳穴神門點和脾點穴，便能夠改善健康，減少疾病的發生。

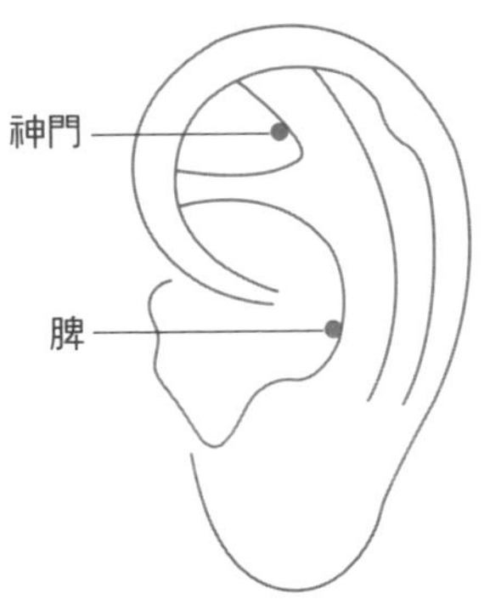

●強壯養生耳穴點

中醫減重是提升身體自我的系統，而非藥物強力干擾，以達到調整身體狀態的目的。

內分泌點、脾點穴和忌口穴（口點）→自然瘦

近年來，標榜對身體無害的中醫減重方式，令許多愛美女性趨之若鶩。中醫減重原理和治療疾病的原理一樣，都是提升身體自我的系統，而非藥物強力干擾，以達到調整身體狀態的目的，例如：提升基礎代謝率、抑制食慾、調整內分泌等等。

中醫協助病患減重的方式，包括針灸、點穴按摩以及埋耳針，這幾種方式都是根據同樣的原理——刺激人體穴位經絡，來達到減重的效果，藉此抑制人體腦部的食慾中樞，減少攝取食物以及

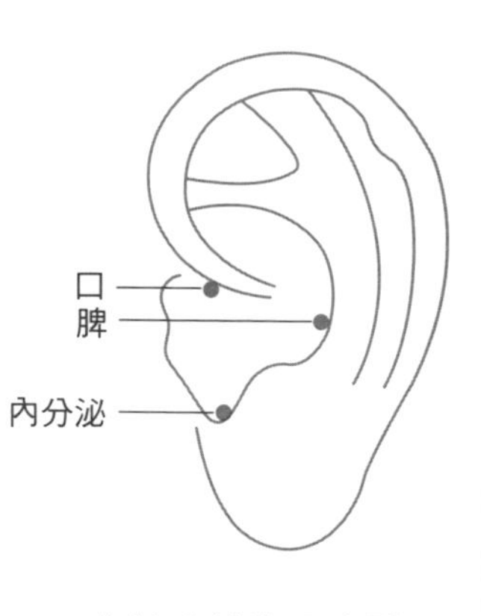

●自然瘦養生耳穴點

熱量，並且調整內分泌和消化系統功能，使能量代謝率和新陳代謝率提高。

按壓耳穴也能抑制腸胃蠕動，減輕飢餓感，從而減少進食量，在維持相同活動的前提下，減少熱量攝取，便能消耗體內囤積的脂肪，達到減重目標。

耳穴按壓對過重的研究

針對耳穴按壓對於過重的研究，我們也曾經做過研究實驗，發現確實有很好的效果。利用耳朵穴位減重，可以用最健康的方式成功地朝理想體重邁進。

從實驗研究結果可以發現：每天用耳穴按壓的受試者，兩個月後，體重從原本的六十四點二九公斤減至六十三點三九公斤，ＢＭＩ值從二十五點五四降至二十五點一八，體脂率從三十三點九七降至三十三點三九，腰圍從八十點九六公分縮小至七十九點三三公分，臀

耳穴按壓對減重有一定的成效，對於愛美的女生來說，是最幸福的減重方式。

圍從九十九點四六公分縮小至九十八點一一公分，臂圍從三十一點六七公分縮小至三十點五一公分。

耳穴按壓減重範圍廣

耳穴按壓對減重有一定的成效，而且操作方式很簡單，不用針灸、也不需大費周章的抽脂動刀，這對愛美的女生來說，是最幸福的減重方式。

有些年紀大的長者或關節不好的人，可能無法靠著運動減重。一般生活繁忙無暇騰出時間來運動的上班族，也有類似的困擾，加上現代人工作及壓力日漸繁重，想要靠著粗茶淡飯熬過一天需要消耗的熱量並不容易，用按壓耳穴減重，對於不愛運動的朋友來說，更可說是一大福音！

內分泌、腦點、卵巢、飢點、渴點、神門、胃穴
↓不當脂肪人

有些人可能外型看起來並不肥胖，但體脂肪很高，因而影響到健康，這種情形時常發生在不運動且飲食不正常的年輕女性身上，她們的體型不大，體重看起來也符合健康標準，卻已經是不折不扣的「脂肪人」！這樣的人其實並不需要減重，但很需要降低體內脂肪，除了靠運動之外，耳穴按壓也可以助一臂之力。

在耳穴主內分泌、腦點、卵巢、飢點、渴點、神門、胃等穴位之中，一次找四到六個穴位來按壓，每次維持二到三天，便能夠提升身體的代謝功能，達到改善體脂肪的目的。

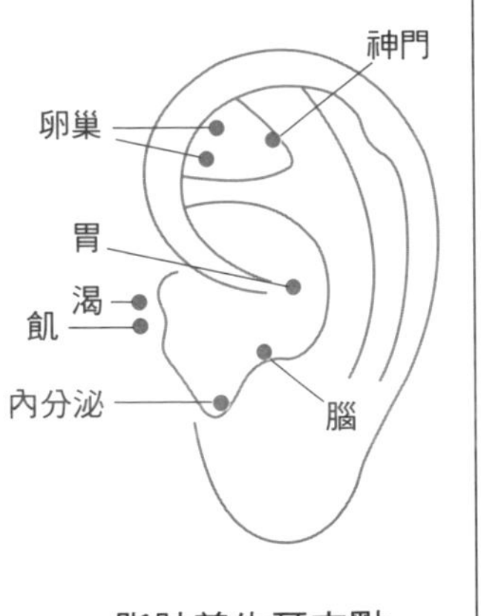

●脂肪養生耳穴點

看起來並不胖，但體脂肪很高，這種情形常發生在不運動且飲食不正常的年輕女性身上。

胃穴、脾穴、內分泌穴—一網打盡代謝症候群

現代醫學定義「代謝症候群」，指的是身體上有許多造成心血管疾病的危險因子的現象，包括：高血壓、血脂異常（例如血液中的三酸甘油酯偏高，以及好膽固醇偏低而壞膽固醇偏高）、糖尿病、肥胖（特別是腹部肥胖）等等。透過耳穴按壓，也可以改善代謝症候群。

刺激耳朵的穴位，能夠疏通經絡、調理脾胃，還能進一步促進脂肪的分解、促進體內廢棄物代謝，減少體內毒素堆積。

在耳朵的胃穴、脾穴、內分泌穴上按壓，力道以能夠達到刺刺痠痠的感覺為原則，用餐之前

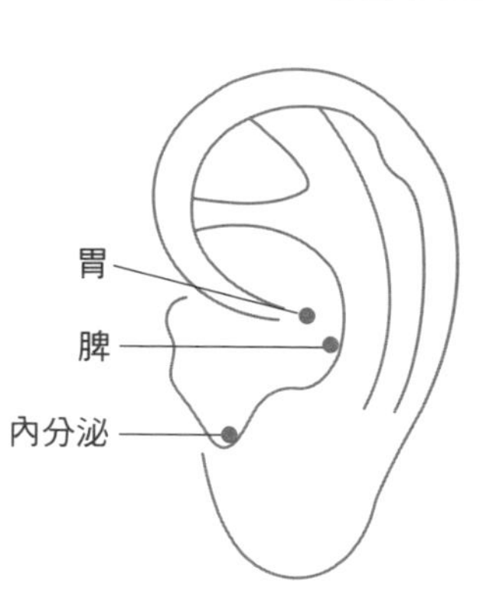

●節制飲食保健耳穴點

的二十分鐘按壓，刺激穴位達到刺痛感，如此一來，便能達到節制飲食的目的，減少熱量的攝取。

另外，找出肝、胃、神門、內分泌、飢點穴位，無論何時何地，即使行走與上班時間，想到的時候就隨手按壓五分鐘，一天按壓五到八次，如此一來，代謝症候群引起的動脈硬化、失眠、糖尿病、便秘等症狀，可以達到改善的目的。

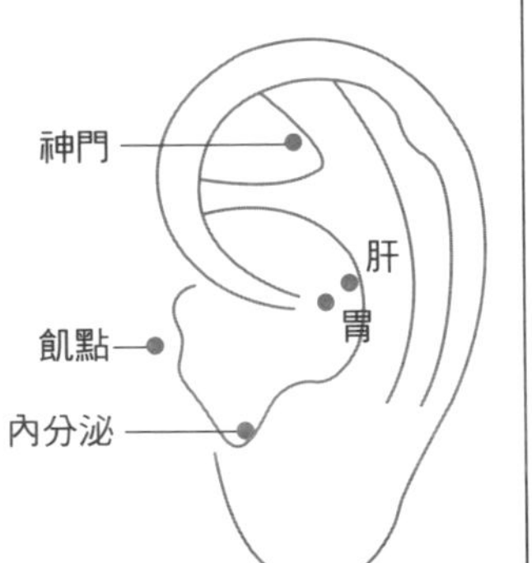

●代謝症候群保健耳穴點

按壓耳朵的穴位，力道以能夠達到刺刺痠痠的感覺為原則。

神門穴等不同穴位↓減輕菸癮

自從菸害防制法實施以來，許多癮君子興起了戒菸的念頭，台灣有許多醫院與社福團體都提供很多方法協助癮君子戒菸，西藥廠商也研發出戒菸貼片，幫助癮君子斷絕菸癮。

吸菸不但危害自己的健康，也影響到別人的健康，因此，許多重視健康的人紛紛加入了戒菸的行列。然而，戒菸需要改變的決心，在面對體內對於尼古丁、焦油、一氧化碳等有害物質成癮時，斷絕不容易，戒菸後也容易產生各種不適的「戒斷症候群」，包括頭暈、胸悶、頭痛、便秘、失眠、咳嗽……等症狀。剛開始戒菸的時候，還會有情緒不安、注意力不集中的困擾產生，讓想戒菸的人很容易就打退堂鼓，其實在此時可以利用耳穴按壓法，協助戰勝「戒斷症候群」。平日多次按壓以下的耳穴點，就可以達到減輕菸癮的效果。

神門穴

在「戒斷症候群」當中，對生活最大的影響便是心情焦躁且易怒，若是上癮更嚴重者，還可能失眠或發抖。按壓神門穴，便能夠穩定情緒，避免為了安撫情緒而點菸。

肺點

習慣抽菸的人，在戒菸的初期容易感到精神委靡不振、呼吸不順暢。按壓肺點這個穴位，即能改善呼吸系統功能。

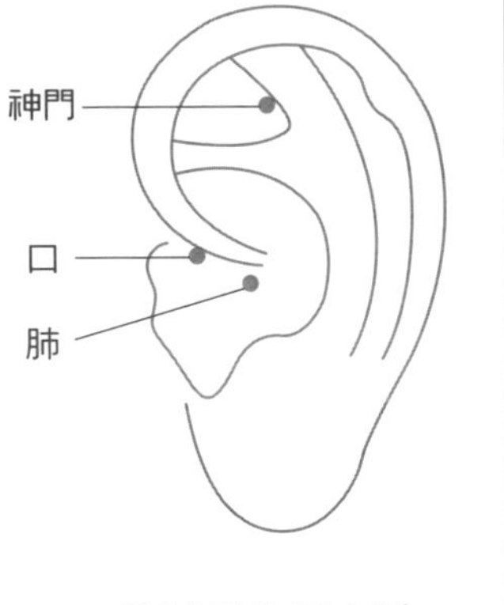

●菸槍養生耳穴點

利用耳穴按壓法，可以協助緩解在戒菸過程中產生的「戒斷症候群」。

口點

想戒除習慣吸菸的動作，按壓口點能減少吸菸的慾望。

交感神經

藉由按壓交感神經穴，能平衡交感神經及副交感神經，調整緊張和壓力造成的身心失衡，使自律神經系統調整平衡，便能安撫情緒、鬆弛壓力。

內分泌有關的穴位

按壓與內分泌有關的穴位，包括三焦區、內分泌點，便能使全身氣血循環順暢，同時也能使身體的荷爾蒙產生變化，影響腦內傳導物質，逐漸排斥菸味。

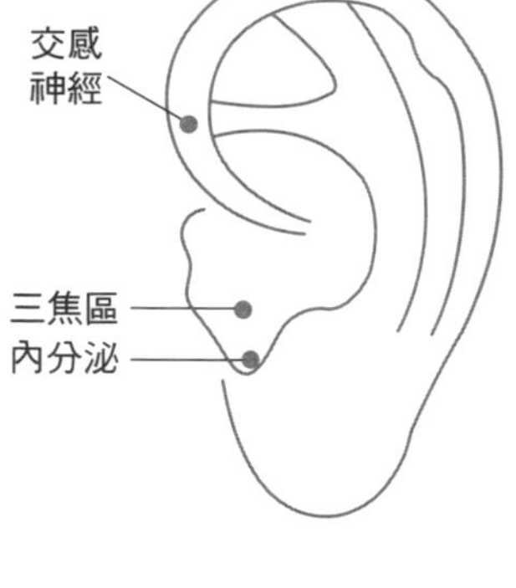

●自律神經耳穴點

胃點、飢點

一般女性朋友最怕戒菸之後，將注意力轉向吃的方面，造成發胖。擔心這個問題的朋友，可以按壓胃點和飢點，如此一來能降低對食物的慾望，避免戒菸後反而身材發福。

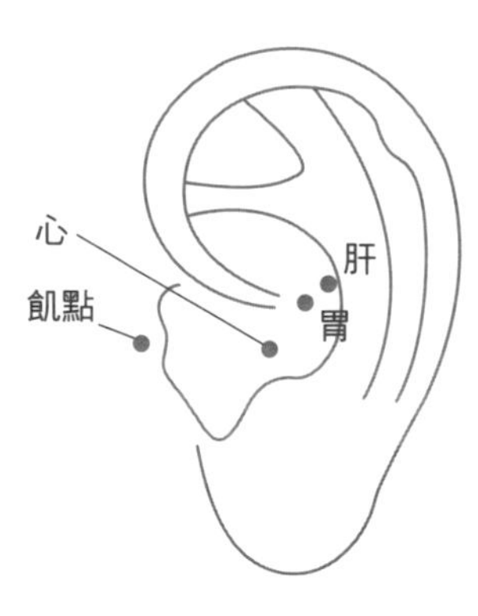

●減緩食慾與壓力耳穴點

快活點（甜蜜穴，即心點和肝點）

斷絕長期對於吸菸的依賴之後，一時之間會難以適應，且造成情緒壓力，如果按壓心點穴和肝點穴，能夠使緊繃的情緒放鬆，讓人更有毅力堅持下去。

想戒菸的朋友可以多多按壓這幾個穴位，幫助自己度過戒菸期間的種種不適，迎向更健康的生活！

按壓相關的耳穴，可以幫助自己度過戒菸期間的種種不適，迎向更健康的生活！

肺點、腎點穴↓抗老化

自由基是人體內進行新陳代謝過程中所自然排出的物質，除此之外，受到環境污染的影響、生活壓力的累積，也會造成體內產生自由基。

大家都知道，自由基是人體細胞老化的主要因素。從外表來看，老化的皮膚細胞會使人的皮膚表面失去光澤和彈性；而內在方面，心血管老化、失去彈性、血管阻塞硬化，都會造成心血管疾病、免疫系統失調等問題。有研究指出，體內殘留過多自由基，還可能致癌！

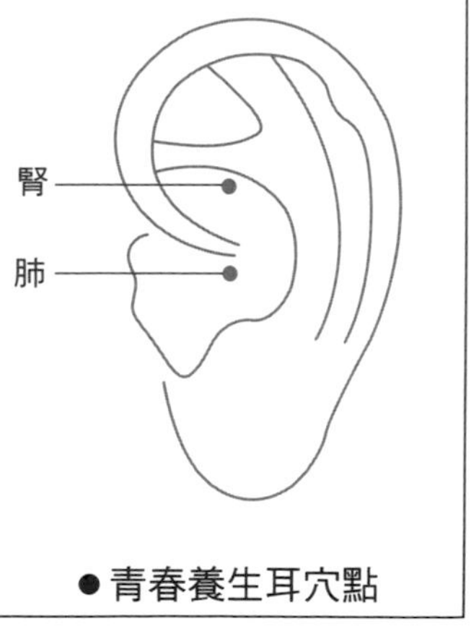

●青春養生耳穴點

想要減少體內自由基的產生，就需要從生活習慣下手，除了維持生活作息正常之外，也要少吃油炸類食物，並且適度地釋放身心壓力。而在飲食習慣當中，增加微量礦物質的攝取，例如銅、鐵、鋅、錳、硒，可以提升體內抗自由基酵素的活性。經常食用抗氧化食物，例如深綠色蔬菜，胡蘿蔔，也是減少體內自由基形成的好方法。

經過研究證實，利用耳豆也能抗自由基，只要把耳豆貼在相關的耳穴位置，持續兩個月的時間，便能使體內的一氧化氮增加，降低自由基。當自由基下降之後，一些心血管疾病、免疫系統失調問題就能得到明顯的改善。

每週出現至少三次難入睡和睡眠品質很差的現象，持續維持一個月以上，就算是失眠了。

肝點穴和心點穴↓改善失眠

根據調查，台灣平均每三個人就有一個人有過失眠的經驗，失眠可說是現代都會人常見的困擾之一。雖然失眠不是什麼疾病，但人生有三分之一的時間是在床上度過，如果這段時間裡為失眠問題所困擾也未免太辛苦了。更何況，人體就是靠著睡眠時間來修復身體、消除疲勞，特別是加強腦部保健，長期失眠一定會對健康造成影響。

怎樣叫做失眠呢？如果每週出現至少三次難以入睡和睡眠品質很差的現象，持續維持一個月以上，就算是失眠了。一般人最常出現的狀況有兩種：一種是躺

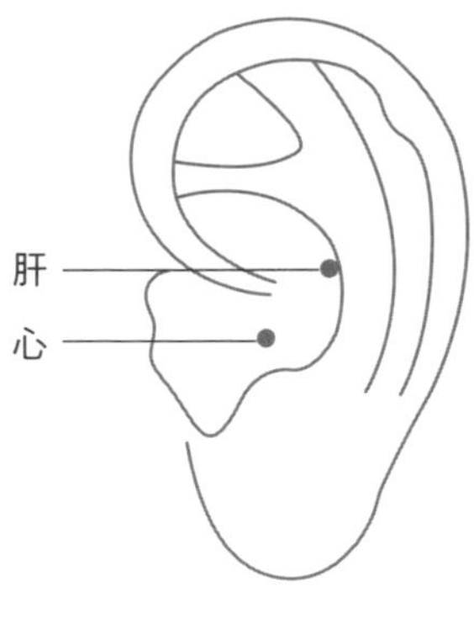

●好眠保健耳穴點

在床上翻來覆去的，就是睡不著；第二種是明明感覺自己好像睡了，可是對周遭環境的變化卻還是很清楚。經過一段時間之後，白天注意力難以集中，記憶力也會變差，並且伴隨一些頭昏、心悸等症狀發生。

以中醫的觀點來看失眠，認為是情志抑鬱、肝火上擾造成的結果，後者會造成氣血失調，使臟腑的功能減弱，可以從調理肝經和膽經來改善。

此外，睡前按壓幾下肝點穴和心點穴，刺激穴道，也有助於一夜好眠。

失眠是情志抑鬱、肝火上擾造成的結果。

肝點、耳尖點↓助你遠離頭痛

每天早上一進辦公室，面對堆積如山的工作，再加上前一晚熬夜失眠，上班族的頭就開始痛了！到了下午，外面天氣寒冷，一陣寒風吹來，瞬間又感到頭痛，到了晚上有時頭痛到睡不著覺，可是看醫生卻又查不出有什麼毛病。

此時，有人習慣性地吞一顆阿斯匹靈，神奇的是，頭痛不再了！這是因為阿斯匹靈有鎮痛解熱的作用，不過如果長期服用，會出現嚴重的副作用，那就是抑制血小板凝集、避免血栓形成及血管阻塞，如此一來，萬一臨時

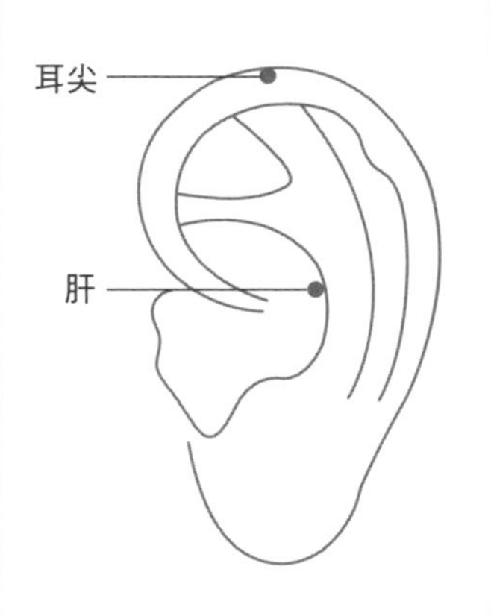

●頭痛保健耳穴點

需要動什麼手術，就會有難以止血的危險。更何況依賴藥物解除頭痛症狀，也並非長久之計。

有這種頭痛困擾的朋友，不妨利用按壓耳穴來改善。以中醫來看，頭痛往往是睡眠不足或者是經絡阻滯所引起的症狀，可以從調理肝經和膽經著手。在耳朵上找到肝點以及耳尖點，一天數次按壓來舒緩惱人的頭痛症狀。

睡眠不足，或者是經絡阻滯所引起的頭痛，可以從調理肝經和膽經著手。

肝點穴、耳尖穴↓改善血壓問題

每當秋冬季節來臨，家中長輩的健康狀況就特別令人擔心，尤其是有心血管慢性疾病的長輩，到了冬天如果沒有小心照護好，很容易出問題。

高血壓是一般中老年人常見的疾病，但隨著社會環境改變，人們的生活飲食習慣越來越不正常，各種代謝症候群產生，高血壓患者的年齡層也逐漸下降，許多人甚至面臨了年紀輕輕就中風的危險。

在中醫看來，高血壓是因為氣滯血瘀或肝陽上亢引起的疾病，依照中醫的理論，病位在五臟的

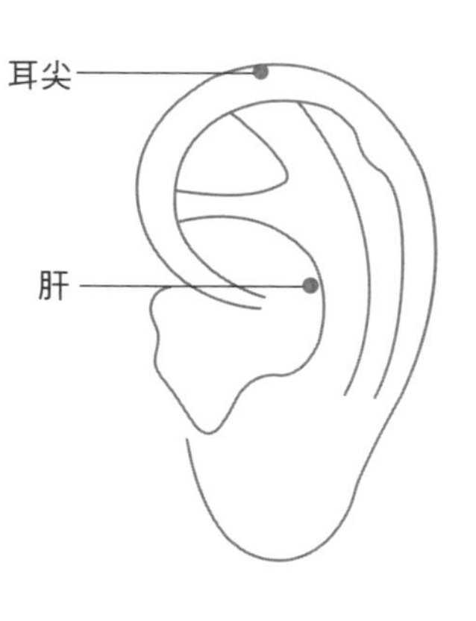

●血壓保健耳穴點

「肝、心、腎」，病機是在「風、火、痰、瘀」。所謂的「風」就是指頭暈目眩，「火」是指病患看起來面紅目赤且口苦易怒，至於「痰及瘀」則是因為氣血不暢，所以阻塞成疾。

中醫採取調理肝經來改善高血壓，如果家中有長輩有高血壓，可以多按壓肝點穴和耳尖穴，刺激穴道。

> 若血壓長期低於正常值，沒有經過妥善的照護醫治，也可能會有中風危險。

心點穴和脾穴↓改善手腳冰冷

有些人深受高血壓之苦，但也有些人深受低血壓之苦。一般人若是血壓長期低於正常值，很容易出現倦怠、頭暈、心悸以及胸悶等症狀，如果沒有經過妥善的照護醫治，也可能會有中風危險。而且因為體內血流太緩慢，加速凝血，也會造成體內臟器血栓的結果。

低血壓的形成原因，在中醫看來，是先天不足、後天失養，以及勞倦傷正、失血耗氣所導致，引發的原因分為：氣陰兩虛、心腎陽虛、心脾兩虛、肝腎不足這幾種類型。

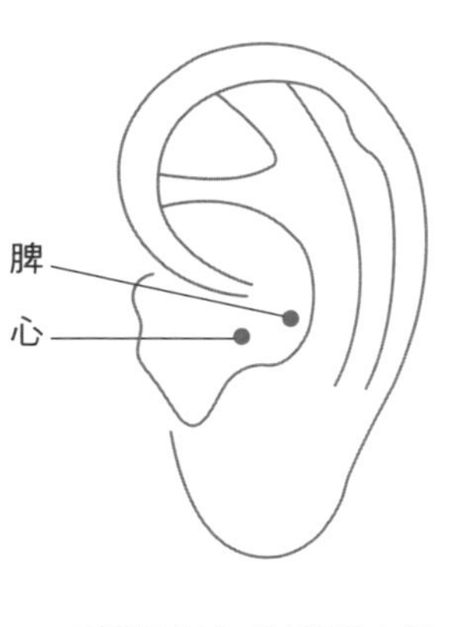

● 手腳冰冷保健耳穴點

如果低血壓症狀輕微，可以從飲食習慣的改變來改善，例如：山藥、薏仁、桂圓、荔枝、枸杞子、栗子、核桃與禽類肉，這些食物都有助於使血壓上升。除此之外，豐富的天然蔬果及豆類食物，也有助於血壓維持在正常範圍之內。平日也可以做適當的運動，來保持血管彈性。

有低血壓的人，也可以透過耳穴按壓，幫助血壓平穩地上升。方法就是找出心點穴和脾穴，一天按壓數次。

有些人因為壓力、焦慮造成神經緊繃、肌肉無法放鬆，而出現腰痠背痛的症狀。

勤按外耳輪三點穴→遠離腰痠背痛

許多上班族結束一整天坐辦公室的工作之後，直到下班那一刻終於解脫了，想要從椅子上站起來，才發現自己的腰部疼痛不已。嚴重一點的甚至全身難以動彈，從背部到腰部，彷彿芒刺在背地疼痛。

相信這樣的經驗對很多人而言並不陌生，症狀輕微的朋友，可能選擇到按摩店抒壓改善，若症狀較嚴重的朋友，則是趕緊到醫院檢查是不是有什麼疾病上身。

會引起腰痠背痛的原因，多半是因為長期姿勢不良，例如一些需要長期維持同一個姿勢的電腦從業人員；或者是工作太過勞

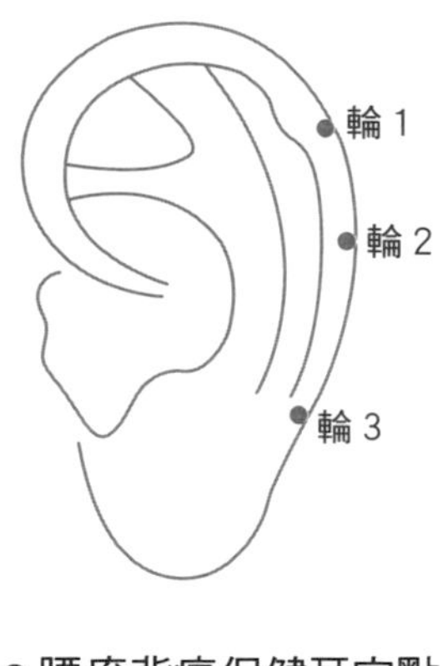

●腰痠背痛保健耳穴點

累所造成，例如搬重物的工人。特別是有些人雖然並沒有從事過度的勞力工作，同樣會因為壓力、焦慮所造成的神經緊繃，導致肌肉無法放鬆，而出現腰痠背痛的症狀。

中醫認為，長期的姿勢不良會造成經絡阻滯，可以調理膀胱經來改善。如果你最近也感到腰痠背痛，不妨多多按壓外耳輪的三點穴。

長期的姿勢不良會造成經絡阻滯。

肝點穴、脾點穴↓舒緩胃痛

上班族每天早上趕著出門通勤，幾乎沒有多餘時間能好好坐下來吃頓早餐，往往一邊吃著三明治、漢堡，一邊盯著電腦工作，或是用一杯香濃的咖啡代替早餐。

到了中午休息時間，為求經濟實惠，公司附近什麼餐點最便宜最快速就吃那一家；等到好不容易終於完成一天忙碌的工作下班了，又有同事聚會、公司客戶請吃飯等行程，周旋在這些飯局之間難免小酌兩杯，結果一餐吃下來，肚子裡的酒精比食物份量還要多！這樣的飲食生活，讓腸胃飽

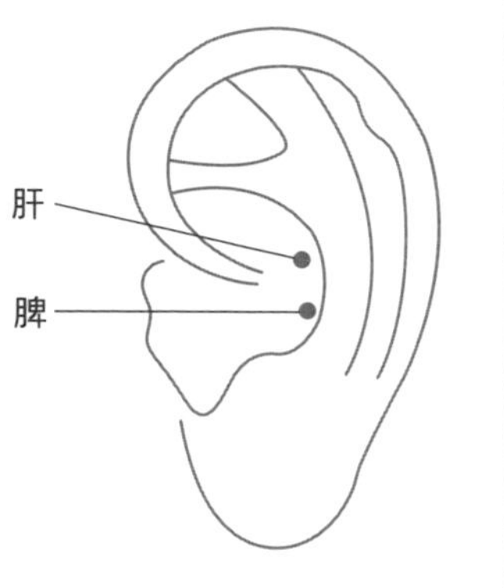

●胃痛保健耳穴點

受折磨。

對於忙碌的現代人而言，胃痛已成為司空見慣的疾病，最常隨身攜帶的藥品除了阿斯匹靈，就是各種胃藥了。

中醫認為胃痛的原因，是因為飲食不節制或肝氣犯胃所引起的，可以從調理肝經和脾經來改善。比起倚賴胃藥，不如多按壓肝點穴和脾點穴，較不傷身。

中醫認為月經失調主要因女性身體內血滯或血枯所引起，應調理肝、脾、腎三經來改善。

肝點、脾點和腎點穴↓減輕「好朋友」的煩惱

有些年輕女性會有經期不順的問題，有些人經血太多、經期太頻繁，而有些人經血太少，甚至還有人幾個月才來一次「好朋友」。

月經是女性健康的重要指標，如果月經不順，往往是健康出了狀況，不可不慎。特別是現代女性為求愛美而過度減重，造成荷爾蒙失調，出現停經、經血太稀或太濃稠等現象，這些都是急需改善的問題。

西醫將有關月經的問題歸咎於子宮和卵巢，而中醫認為月經失調主要是由女性身體內血滯或血枯所引起的，應該藉由調理肝、

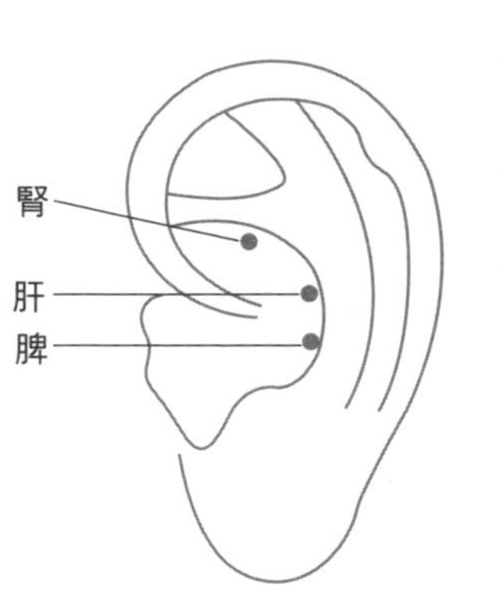

●減輕好朋友煩惱

脾、腎三經來改善。按壓肝點、脾點和腎點穴，也可以達到活血通經的功效。

經痛，也是困擾許多女性朋友的一大問題。中醫認為，會發生經痛的原因，多半是經血排出不暢，而無論體質虛實寒熱，都可能會有經痛的問題。雖然吃止痛藥對於經痛有立即的效果，可是又擔心傷胃，持續一直依賴止痛藥也不是長久之計，此時不妨從中醫著手，讓好朋友的問題不再困擾妳。

寒凝血瘀型

老一輩的人都說，月經來的時候不能吃生冷的食物，就是避免體質太寒，經血凝結瘀塞，產生經痛。如果是這一類型的經痛，就要從溫暖子宮著手，例如用毛巾熱敷腹部。

無論體質虛實寒熱，都可能會有經痛的問題。

肝鬱氣滯型

這一類的人經期不順，月經來得不準時，通常是因為情緒變化、壓力較大。因此，要從疏通鬱結的肝氣著手，但最主要的解決辦法還是靠自己找對方法，舒緩情緒。

氣血虛弱型，易疲勞倦怠

天生體質比較虛、從小體弱多病的女生，月經來時不但疼痛，而且容易疲勞、倦怠，甚至貧血。如果是這樣的情形，可以多運動，活化經絡，解決經痛問題。

肝腎虧損型

因為子宮虛寒而容易經痛的女生，雖然外表看起來強壯，其實生殖系統和泌尿系統比較弱，可以從滋養腎臟來改善。此類型的人經痛多半是因為憂慮過多或氣血不足。

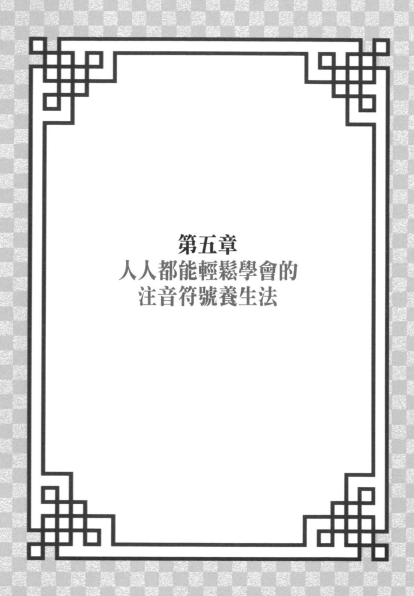

第五章
人人都能輕鬆學會的注音符號養生法

聽對音樂，治病又強身

很多人喜歡購買旋律優美的心靈音樂ＣＤ來播放，隨著輕柔和緩的曲風，原本浮躁的心情也頓時變得平靜、放鬆下來。相信不少女性朋友都有過這樣的經驗，去ＳＰＡ中心時，一邊藉由按摩師的巧手放鬆全身筋骨，一邊聽著流水蟲鳴的大自然系音樂，不知不覺間，所有的煩惱和壓力暫時拋到了九霄雲外，全身通體舒暢，立刻就進入好眠狀態。

音樂有一種神奇的魔力，可以讓身體的自律神經機能啟動，達到身心平衡，也可以運用它來療癒心理、身體上的種種不舒服症狀。在這個章節中，我將為大家介紹在德國、美國等國家都相當被受到重視，廣泛運用於醫學上的音療法。不受場地限制、不用排隊預約，在任何地點都可以進行。自然發音法，就是這麼簡單！

自然發音不受場地限制、不用排隊預約，在任何地點都可以進行。

聲音波長與自律神經有關

仔細觀察一下你所認識的人，你會發現有些人特別受歡迎，而有些人特別容易和人起爭執，其實這也和說話的聲音有關。

身體的副交感神經系統支持我們從事靜態的活動，如果副交感神經系統比較活躍，說話的聲音會比較低沉，波長比較長，這樣的能量傳遞到另一個人的耳中，也會刺激另一個人的副交感神經系統稍微活躍一點，所以他的回應也會趨於緩和一些，如此一來一往，兩個人進行溝通時就不容易產生衝突，也容易製造彼此之間的好感。

相反地，如果一個人的交感神經系統比較活躍，說話的聲音比較高亢，波長較短，那麼這樣的聲音傳遞到另一個人的耳中，也可能刺激對方的交感神經系統，使他的回應比較激烈，雙方因而容易產生言語上的衝突。

我常開玩笑地和來聽我演講的男性朋友說，如果你想追求一個女孩子，最好的辦法就是約會時，和她「慢慢說話」，藉以拉長聲音的波長，降低聲音的頻率。

只要運用音療的原理，對於維持健康和人際關係，都有莫大的幫助。

不同的聲音波長，可調整身體能量

在物理學上有個公式，可用來解釋聲音和能量的關係：

$$E=\frac{hc}{\lambda}$$

E＝能量　c＝光速　λ＝波長

每一個人說話聲音的波長都是天生的，但後天受到自律神經系統影響，聲音波長會在某些情況之下或長或短，因此，聲音也能影響自律神經系統的平衡。舉例來說，如果你的生活中只接觸天生聲音波長比較短的朋友，可能刺激你的交感神經系統較為活躍，而容易產生自

受自律神經系統影響，聲音波長會變得或長或短，因此聲音也能影響自律神經系統。

律神經系統失調的問題。這也就是為何生活太封閉、足不出戶的宅男、宅女易感到身體不適，而那些交友廣闊、經常接觸形形色色朋友的人，反而較少聽見他們說抱怨身體不舒服，因為他們的交感神經與副交感神經經常處在比較平衡的狀態。

許多年輕人喜歡和朋友去唱ＫＴＶ，這也是一種運用自然五音的方式，透過各種朋友發出來的不同波長聲音，能改善平日因工作和生活壓力所造成的自律神經系統失調問題，調整身體內在的能量。

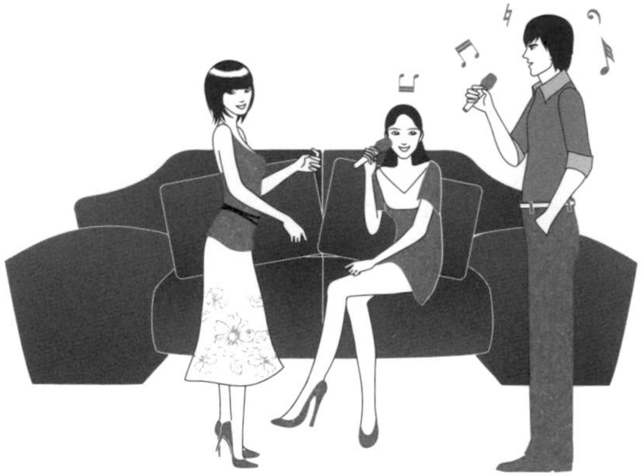

「五五健康法則」輕鬆改善症狀

自然五音法是最簡單、有效的養生方法。了解了聲音具有能量傳遞效果之後，我們便可以運用聲音來調理自律神經系統，輕鬆達到改善症狀的效果。

聲音能量除了對於自律神經系統有影響之外，針對身體各部位的調適也有顯著的效果，而且不同的聲音能夠針對身體不同部位進行調養，稱為「自然五音法」，透過聲音共振帶動臟器，讓臟器維持平衡，可以說是簡單又有效的養生方法。

在學習自然發音來健康養生、自我保健之前，首先讓我們來了解什麼是「五五健康法則」。

「五五健康法則」指的是中醫、自然醫學中所說的五行、五臟、五音、自然醫學五音（自然五音）、五色。它們分別對應不同臟器系

「自然五音法」透過聲音共振帶動臟器，讓臟器維持平衡，是簡單又有效的養生方法。

統，彼此互為相生相剋，互為影響。

從下方的圖表中，即能一目了然所對應的關聯性。

五行	五臟	五音	自然醫學五音	五色
木	肝	角	ㄚ	青
火	心	徵	ㄣ	紅
土	脾	宮	ㄥ	黃
金	肺	商	ㄤ	白
水	腎	羽	ㄨ	黑

應用例子

失眠嚴重的人有可能是心情壓力過大、無法得到抒壓，並且肝火旺盛所導致。這時候，不妨從調理心經和肝經來改善症狀。

運用上表的「五五健康法則」，有以下幾種方式：

【五行】：運用相生相剋原則來調理

【五臟】：主調肝經、心經

【五音】：多聽角樂、徵樂

【自然醫學五音】（自然五音）：多發ㄚ、ㄣ的音

【五色】：多吃青綠色、紅色蔬果

了解五行相生相剋的原理規則後，就能根據身體不適的狀況，知道應該發什麼音頻、聽什麼音樂、吃什麼顏色的蔬果，輕鬆達到改善健康的效果。

中醫所謂的聞診，其實就是音療的一種。

聲音是最好的能量

爲什麼音樂有養生效果？

在中醫的四診心法「望、聞、問、切」中，望診指的是「看」，從病患的氣色對照可能的病症；問診指的是「問」，透過詢問患者的回答中，去找出病症的來源；切診，指的就是「把脈」，依照患者的脈象來判斷氣血與臟器的問題；而所謂的聞診，其實就是音療的一種。

中國古代認為音樂可以修身養性，平衡身心，而加入中醫治療疾病的原理之後，便發展出運用「五音」——宮、商、角、徵、羽（宮、商、角、徵、羽是音樂中組成各種音階的五個最基本音級），來調整改善病人的健康系統。

當我們在聽音樂時，音樂會發送出不同頻率和波長的能量，而這些不同頻率和波長的能量會傳送至臟器，與其產生共振；一旦有了共振，臟器就會開始活化、開始作用，促使其正常運作，如此一來，身體的疾病自然就能夠改善。

舉例來說，當病人有失魂（精神不集中）、失眠，或是內分泌失調的問題，因為「肝主魂」，中醫師就會針對肝臟來做調理，以五行對應臟器的相生相剋關係，利用穴道治療或是開立中藥方調理肝經、疏通肝火。

如果以自然發音方式，便是從五音對應五行的理論進行保健，請對方聆聽「角樂」。根據我的經驗發現，聆聽角樂一段時間之後，角樂所發出的波長會共振到肝的臟器，使肝臟產生能量，開始活化運作，因此精神不集中的問題慢慢就能獲得改善，失眠問題也逐漸迎刃而解。

唱一些節奏輕快的歌，盡量讓自己發出聲音來，對於健康很有幫助。

不只聽音樂，自己發音更有效！

如果你仔細觀察身邊的人，會發現一個有趣的現象，那些很愛說話、說話直率又大聲的人，不但個性開朗，健康情形也較佳；而一些比較沉默寡言的朋友，往往容易感覺身體不適，大小病症層出不窮。對於平日話不多的人，我建議可以多唱歌，唱一些節奏輕快的歌，盡量讓自己發出聲音來，這對於健康很有幫助。

我們透過了一些研究也發現，時常與他人進行聲音互動的人們，身體往往比較健康，最重要的是，自律神經系統比較平衡。

音療可以緩解許多疾病症狀的成效，在德國及美國的醫學研究中心早已得到證實，目前也被廣泛運用於臨床治療上。

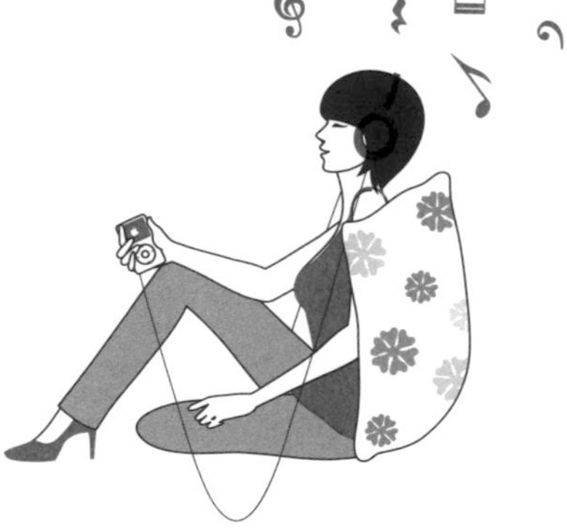

像是北京西苑醫院就以音療當作處方，用它來治療患者，他們在肺癌病房播放「商」樂，在肝癌病房播放「角」樂，如此長期實行下來，病患的健康狀況都得到相當程度的改善，足見音療的效果實在不容小覷。

在多年的醫學研究中，我利用科學儀器實驗後也發現，不只是聽音樂，聆聽各種不同波長的聲音，對於改善身心健康也有幫助。當我們發出「ㄚ、ㄣ、ㄙ、ㄤ、ㄨ」這五個音，這些波長頻率的能量可以達到促使臟器共振的效果，尤其是在預防和緩解肝、心、脾、肺、腎方面的疾病成效非常好，而我將此自然發音法，稱之為「注音符號養生法」。

誦經就能達到養生效果

一個實驗的例子

我曾經做過一個相關的實驗，目的在測試自然發音對女性更年期

發出「ㄚ、ㄣ、ㄥ、ㄤ、ㄨ」五個音，這些波長頻率的能量可達到促使臟器共振的效果。

症狀以及經絡改善的成效。我將實驗組分為A、B兩組，A組三個月內需誦《藥師經》九次、B組誦經十二次，一次兩小時，另外一組對照C組則是不介入任何操作，三個月後一起觀察這三組的變化。

實驗結束之後，我請這三組民眾分別做量表測試、自律神經測試與經絡儀測試，結果從「經絡值平均值」中可以發現，A組在唸誦《藥師經》九次之後有明顯的平衡改善，B組則是在肺經、心包經、三焦經、脾經、胃經、膀胱經等各方面有顯著改善，從這個結果看來，誦經十二次的人，自律神經系統運作情形與穩定性比誦經九次的人情況更好，而且這兩組的狀況都比沒有誦經的對照C組更佳。

另外，從「更年期困擾症狀量表」來看，A組在實驗後，心理精神系統方面有顯著改善，B組則是在生殖系統方面有顯著成效。而從「經絡儀」的測試結果來看，誦經十二次的民眾，其經絡運行比起誦經九次及不誦經者狀況更佳，由此也證明了音樂的共振效果的確可以改善自律神經、臟腑虛實狀況，讓體內的經絡達到平衡，並且能確實有效改善困擾更年期婦女的一些症狀。

「自然醫學五音」的本質

自然醫學有眾多非侵入性療法，如遠紅外線穴位熱敷貼、耳穴貼壓法、經絡按摩、經絡刮痧、禪修、氣功、音樂療法、精油等，其中，音療是非常值得推廣的自我保健方式之一，方法也很簡單。

從古代的宮、商、角、徵、羽推演出來的「自然醫學五音」，本質上都是一樣的，誦經文當中都巧妙地將這些音融入其中，這也就是為什麼光是靠著每日誦經，震動內部臟器，便能調整身體自律神經及經絡。只要靠自己運用丹田發出聲音來，對照自己的病症、運用中醫五行相生相剋的原理來發聲，就能夠舒緩身心，改善焦慮的情緒，最重要的是，讓自律神經得到平衡，臟器能夠發揮該有的運作，進而擁有健康的身體。

盡量不要在午間十一點至一點，及晚上十一點至凌晨一點這兩個能量最強的時段發音。

自己就能簡單進行的「注音符號養生法」

「注音符號養生法」，是個不受場地限制、不用排隊預約等醫生候診，自己就可以簡單進行的保健方式。

唯一要特別注意的就是，盡量不要在子午流注午間十一點至一點，及晚上十一點至凌晨一點這兩個能量最強的時段發音，因為在這兩段期間，人體受到了自然磁場的影響，面臨一個交接狀態，細胞非常活躍，不適合使用外力刺激使其更躁動。除此之外，自然五音法並沒有其他限制，只要時間允許，不論是在家、在辦公室，都可以進行，一天一次，只要發音五分鐘左右，一段時間之後，就能夠看見健康！

愉悅、正向的音頻，能在體內產生良好共振效果

很多人會問我：「如果我是需要多發ㄚ音的人，那麼多聽歌詞韻腳有ㄚ音的歌曲，或者去KTV時聽別人唱歌，這樣會有效嗎？」

只要是頻率與波長對應到臟器的音，無論是自己發單音、歌唱或是聆聽別人唱，都能產生很好的效果。

因此，聽別人唱歌也會讓我們的心情變好，別人的波長會引起我們的共振，但前提當然是對方的歌聲不能是噪音的程度。一些廣播主持人和歌手的聲音聽起來特別悅耳，受到聽眾的歡迎，就是因為他們擁有得天獨厚的音頻和波長。

不過，要特別注意的是，發音的頻率與波長應該要以正面、歡樂、愉悅為主，因為共振有正向的，也有負向的。這個道理就像我們聽到別人的讚美時，心情會變得很好一樣。

有一些媽媽們都有失眠的苦惱，經年累月地影響了身體健康，如果進一步了解她們的生活會發現，她們習慣每天晚上看一些本土戲劇，聽著劇中主角不斷叫罵，使得自己的身體也受到負向的共振，引

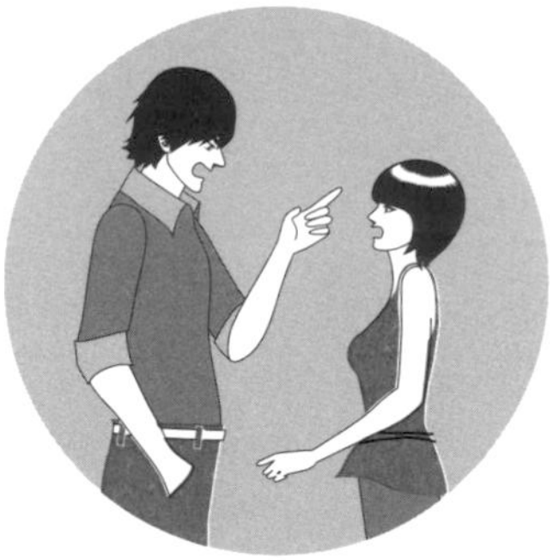

發音的頻率與波長應該要以正面、歡樂、愉悅為主，因為共振有正向的，也有負向的。

發自律神經系統失調。同樣地，那些睡前總是看著政論節目中來賓激憤對談的人，身體也容易受到負向共振，長期下來，很容易造成健康上的問題。

當對方用讚美、好的言語頻率傳達到我們的臟器時，就能夠引發好的共鳴；相反地，當別人責罵我們或是扯開嗓門大吵時，也很容易導致我們的血壓上升，出現生氣、憤怒的情緒反應，因為對方的音頻擾亂了我們的臟器，產生不平衡的現象。以此類推，若是我們對別人發出讚美或責罵的聲音，也都會反過來影響到我們自己的健康。

身體的能量從聲音發出來

佛教常勸人「多說好話、多做好事」，與人為善，就是這個道理，它能提升身體內好的能量，並且吸引同樣好的能量進入身體，使人活得更健康。

基督教也勸人「要原諒別人七十個七次」，這種寬容的胸懷就是為了避免仇恨的能量進入體內，進而影響到健康。

一個人身體裡的能量驅使著行動、思考、所見所聞、發聲，與外界溝通和互動。而當我們接收別人的聲音和能量時也會受到影響，在身體裡產生作用，特別是對於自律神經系統的影響很大。

我做過一個測試，發現一些有打坐習慣的人，自律神經系統比較平衡，身體也較健康，這是有道理可循的。打坐可說是一種整合身心能量的活動，透過這樣的活動，可以降低外在環境、聲音、事件等帶來的能量衝擊，避免影響自律神經系統。同樣地，基督徒每日的靜心禱告也能達到相同的效果。此外，一些宗教活動，例如廟會、彌撒等，也能幫助人們從平日的生活壓力中跳脫出來，改善自律神經系統。

利用聲音調整健康

凡事不計較、事情過後便忘記的人，往往心情會比較輕鬆快樂，身體也比較健康。現代人動不動就要爭辯、講道理，其實那些憤慨發

心情不好時，不要再聽一些悲傷的音樂，因為那會引起內臟共振，讓我們的心情更悲傷。

怒的言語，往往反過來傷害了自己。因此，聰明的你不妨利用聲音來改善生活的品質，更能讓自己的身體更健康，何樂而不為！

建議大家，當你心情不好、處於悲傷狀態的時候，千萬不要再去聽一些悲傷的音樂或者歌詞太苦情的歌曲，因為那會引起我們的內臟共振，讓我們的心情更悲傷，情緒更低落。此時，應該要聽一些節奏輕快、充滿歡樂氣氛的音樂或歌曲，才能夠讓心情豁然開朗，避免頻率不對的聲音干擾臟器，影響了身體健康。

用自然五音法打造健康體質

自然五音法是以傳統中醫做基礎，並配合五行理論，進行五臟的改造。進行時，雙腳站穩與肩同寬，用腹部發聲。

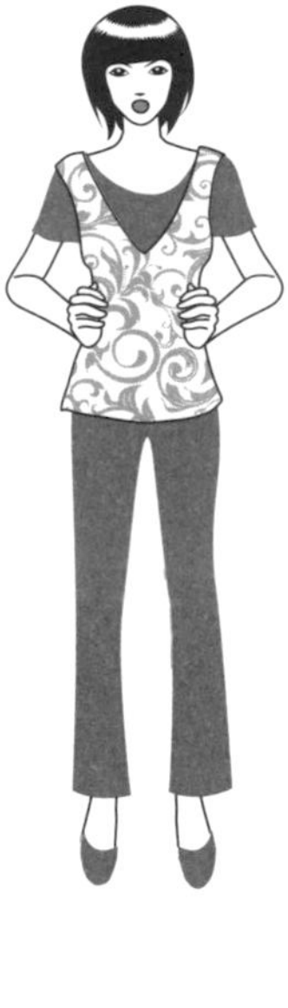

通常只要能夠發音正確，一天約發音五分鐘左右，就能夠漸漸看出成效。由於自然五音法一次進行只能發一種音，所以若同時有好幾處健康上的煩惱，可以從最困擾自己的那個問題著手。

不過在這裡要提醒大家，孕婦及體弱者忌用此法。

從前面介紹的「五五健康法則」中，我們知道了五個五其間的對應關係，以下跟大家介紹五臟與身體健康的關聯，幫助大家對症治療，徹底解決健康的難題。

只要發音正確，一天約發音五分鐘左右，就能夠漸漸看出成效。

五臟與五音的關係

五臟功能	症狀	自然五音
肝：主魂、主臟血、主筋絡、主疏泄	內分泌、失眠	ㄚ
心：主神、主血之運行	失眠	ㄣ
脾：主運化、主肌肉、主統血	新陳代謝、肌肉痠痛、貧血、便秘 【貧血】貧血症狀和免疫系統有一定的關係，可從任督二脈調整改善。只要持之以恆，較不容易生病。	ㄥ 任脈：ㄣ 督脈：ㄥ
肺：主肅降（排毒）、主呼吸道（氣喘、咳嗽）	通調水道、鼻塞、過敏、胸悶	ㄤ
腎：主骨、主能量、主水	沒元氣、腰痠背痛、生殖力有問題 【生殖力】一般生殖力有問題多與肝、腎有關，基於肝腎同源的原則，所以可以ㄚ、ㄨ兩音齊發。	ㄨ ㄨ、ㄚ

善用五行相生、相剋原則

五行相生

中醫和西醫最大的不同，在於西醫講求的是對症下藥，立即減緩或改善病症，因此，若你告訴醫生自己頭痛不舒服，醫生開給你的處方就是針對頭痛症狀的普拿疼或止痛藥；若腸胃不舒服，則是開立腸胃藥，來幫助病人減除疼痛。

然而，中醫的做法卻是將人體看成是一個息息相關的循環系統，也就是五行中的相生、相剋原理。以咳嗽為例，在西醫診斷會認為是肺出了問題，因此針對肺部問題做處理；但是中醫基於相生原則（母子理論），認為是脾臟出了問題，才導致肺有狀況發生，產生咳嗽症狀，這時候，如果發肺經的「ㄤ」音不見得會好，反而是發「ㄥ」的音效果更佳。

想改善心臟氣血太弱的問題，可以同時發ㄣ及ㄚ的音。

什麼是「相生」？其實就是中醫說的「母子理論」：以母病及子、子病犯母的原則，依照虛則補其母、實則瀉其子的手法來調理病症。

例如：當心臟的氣血太虛時，依照「虛則補其母」，往它的上一個五行去找「母」，也就是木。因此，想改善心臟氣血太弱的問題，可以同時發ㄣ及ㄚ的音。

當心臟的氣血過於旺盛，依照「實則瀉其子」，往它的下一個五行去找「子」，也就是土。因此，想改善心臟氣血過於旺盛的問題，可以同時發ㄣ及ㄥ的音。

五行	五臟	自然五音
木（子母）	肝	ㄚ
火（子母）	心	ㄣ
土（子母）	脾	ㄥ
金（子母）	肺	ㄤ
水（子母）	腎	ㄨ

五行相剋

五行中的「相剋」，同樣是運用相對應的原則來調理病症。舉例來說，肝火大所造成的失眠問題，原本應該要發「ㄚ」的音，但是因為木旺則剋土，也就是先實脾胃，來改善肝臟的問題，所以有時候發「ㄥ」的音反而可以改善失眠問題。

五行	木（剋土）	火（剋金）	土（剋水）	金（剋木）	水（剋火）
五臟	肝	心	脾	肺	腎
自然五音	ㄚ	ㄣ	ㄥ	ㄤ	ㄨ

這些就是五行相生、相剋的基礎原則，一點都不難，只要能夠善加運用，就能輕鬆改善身體不適的症狀。

只要掌握五行相生、相剋的基礎原則，就能輕鬆改善身體不適的症狀。

發「ㄚ」和「ㄣ」音，改善眼袋及黑眼圈

用自然五音法回復青春神采

怕老，是很多女人內心的憂慮。有些人年紀輕輕，眼睛下方的眼袋、黑眼圈卻已經非常厚重，不但看起來沒精神，更顯得老態。有些人雖然去做了微整型手術，但只要經過一段時間，眼袋可能就又回來了。

這些人多數有失眠或睡眠品質不佳的問題，同時容易緊張、焦慮，導致內臟虛耗很大，這種情形在中醫來看是「心脾兩虛」，通常會伴隨心悸、健忘、頭暈、疲倦、胃口差等症狀，而且一般來說，患者舌質淡、脈細弱。

中醫認為這是「情志抑鬱，肝火上擾」所引起，可以透過調理心經和肝經來改善。

發「ㄚ」和「ㄣ」音，改善睡眠問題

單是以膳食著手還不夠，必須要從平日的自我養生做起，才能徹底改善睡眠品質和精神不佳的問題。我根據注音符號養生法的原理，請這些飽受困擾的人在每日醒來後以及睡前，利用五分鐘的時間，發出「ㄚ」音和「ㄣ」音（最簡單的例子是，當我們有睡意打呵欠的時候，都是以「ㄚ」音為開頭，以「ㄣ」音為結尾）。結果，他們逐漸容易入睡，提升了睡眠品質，身心都得到充分休息，壓力得到釋放，並且自然而然地調養出定時休息、起床的習慣，最後，黑眼圈和眼袋的問題都有了改善！

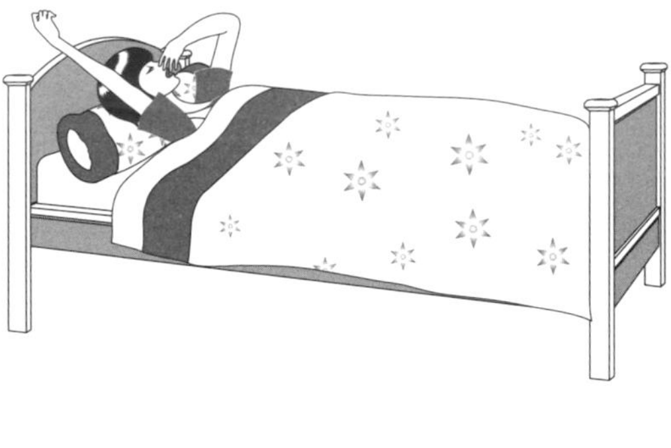

更年期這段時間容易引起身心的許多不適症狀，對於健康問題更應該要特別關注與重視。

發「ㄚ」和「ㄨ」音，幫助更年期婦女找回快樂

更年期要調肝經和腎經

更年期是人生中自然的過渡期，也是「健康處於多變化」的時期。這段時間容易引起身心的許多不適症狀，因此對於健康問題更應該要特別關注與重視。

根據統計，少數女性在四十歲之後就面臨了更年期的問題，而多數女性則是在五十歲到六十歲之間面臨更年期的身心轉變期。更年期婦女處於人生重要的轉換週期，身心的變化往往影響了正常生活，令許多女性苦不堪言。

其中最常見的變化，就是因為女性荷爾蒙分泌的改變造成身體不適，例如：頭痛、心悸、憂鬱、焦慮等。

在中醫的看法，認為更年期的定義，主要是主掌月經與生育的兩

條經脈——任脈和衝脈日漸虛衰，導致停經。在中國古代醫典《黃帝內經》中便提到：「七七，任脈虛，太衝脈衰少，天喽竭，地道不通，故形壞而無子也。」

除此之外，女性由於天生情感細膩，受到外界環境變化所影響，導致情緒容易呈現急躁及多愁善感兩種極端。在中國古典文學名著《紅樓夢》中，體弱多病的林黛玉便是肝氣鬱結的代表人物，可見得女性的纖細情感其實影響肝經很大，在更年期腎虛影響更是如此，因為肝腎互為影響。

更年期不適，最大的原因就是腎虛，包括腎氣不足、腎陽虛衰、腎陰虧虛、腎精虧乏以及腎陰陽兩虛，因此，要改善更年期症狀，需要從調理肝經和腎經做起。

發「ㄚ」和「ㄨ」音，改善更年期不適

在我的注音符號養生法研究中，利用對於肝經調理很有幫助的

要改善更年期症狀，需要從調理肝經和腎經做起。

「ㄚ」音，以及對於腎經調理很有幫助的「ㄨ」音，成功地幫助一些中年婦女度過更年期的身體不適，舒緩頭痛、失眠、燥熱等問題。另外，多唸誦《藥師經》對於改善女性更年期症狀也有效果。我曾經做過一項實驗研究，從三組婦女的實驗結果數據中，可以看出不同的變化。

唸誦《藥師經》的實際效果

這項研究的對象年齡為四十至六十歲、有更年期困擾的婦女，共有六十五人參與研究實驗。

我們將來自「佛光山新莊擇善寺」的四十三位婦女列為實驗組，再分為A組二十人、B組二十三人，分別請她們唸誦《藥師經》：A組為每個月唸三次、每次連續唸兩小時，B組則是每個月唸三次以上、每次連續唸兩小時。另外一個對照組「C組」則是在公家機關工作的婦女，這二十二個人不施予任何介入措施，讓她們按照日常作息步調生活。三個月後，再以卷量表調查法及心率變異分析儀，來分析她們的自律神經結果。

從更年期困擾量表得分顯示，A組得分P=0.017，與C組相比，差異分P=0.004；B組得分P=0.09，與C組相比差異分P=0.078。雖然A、B兩組差異值均未達統計上顯著性的差異標準（P=0.05），但實驗結果顯示，A組改善更年期困擾程度是高於B組的。

從平均心跳速率及心跳間期的標準偏差結果看來，只有A組與C組在平均心跳速率方面達到統計學上顯著的差異（P＜0.05），B組與C組的比較則未達到此標準。至於壓力指數值和心率變異度頻域參數，ABC三組間相比較皆未達統計學上的顯著差異(P＞0.05)。

從這些實驗結果的數據來看，就可以得知唸誦《藥師經》，透過音頻的傳達，確實能改善一些困擾更年期婦女更年期症狀，並且有效增加副交感神經活性、降低交感神經活性，達到自律神經平衡，以減輕身體的不適。

心血管疾病是現代人的頭號大敵。

發「ㄚ」音，改善隱形殺手——心血管疾病

根據行政院衛生署統計，民國九十九年度台灣人的十大死因當中，心臟疾病佔百分之十點八，腦血管疾病佔百分之七，高血壓性疾病佔百分之二點九。其中，心血管疾病的比率共佔了百分之二十點七，約佔十大死因的五分之一。

隨著時代進步，現代人要吃什麼都很方便，然而也因生活壓力過大，使得自律神經系統失調，導致人們不知不覺地吃過量，口味也越來越重，因此，心血管相關疾病幾乎成了每一個現代化國家的頭號大敵！從各種數據當中可以發現，飲食習慣偏好甜食與澱粉的美國人，佔死亡原因比率最高的便是心臟病。

在中醫的觀點裡，其實並沒有「高血壓」這個病名，也沒有其他心血管相關疾病病名。中醫針對心血管相關疾病作出的解釋是：人體

的陰陽平衡失調（也就是自律神經系統失調），導致肝火上升、鬱結，才會產生中風、心臟衰竭等症狀。

高血壓的起因和症狀

臨床上常見的高血壓發生原因與症狀都不盡相同，其中，以下列幾項最常見：

1. 由感冒所引起：中醫認為「百病之長」的感冒，容易引發各種疾病，例如高血壓。感冒時，人體血管會收縮，可能引發高血壓，產生頭暈、目眩、耳鳴等症狀。中醫治療方向以瀉肺火為主。

2. 因肝火上揚所引起：性格急躁而易怒的人肝火較旺，容易口乾、便秘、頭痛、舌紅苔黃，也是高血壓的高危險群。中醫治療方向以瀉肝火為主。

3. 痰飲中阻：這一類型的高血壓族群，脾胃普遍都不佳，容易胸悶、頭重頭昏、疲倦、舌苔膩、嘔惡痰涎，一般常見於體型較肥胖

性格急躁而易怒的人肝火較旺，是高血壓的高危險群，中醫治療以瀉肝火為主。

的病人，也就是因血脂肪過高所產生的代謝症候群，包括膽固醇也過高，需要特別注意引發中風或心肌梗塞的嚴重結果。中醫通常會開立活血化瘀的處方，幫助患者燥濕健脾。

4.心腎不交型：有些人因為情緒失調，夜晚難入睡，白天則心悸不安，導致氣血虛弱。這一類型的高血壓是因為體內虛火過旺所引起的，因此中醫治療方向為去體內虛火。

5.血管老化高血壓：隨著年紀漸長，人體的血管逐漸失去彈性，也會引發高血壓，而這種高血壓的特色是舒張壓仍然維持正常值，但收縮壓數值卻異常高，因此是中風的高危險群，必須要小心控制收縮壓。除此之外，飲食中可以食用紅麴、川七等，有助於血液流動順暢，同時更必須減少鈉的攝取。

發「ㄚ」音，維持血壓穩定

每一種高血壓所引發的原因不同，而共同的保健目標便是維持血壓穩定。平日可以早晚各利用十分鐘時間，發「ㄚ」音，有助於調理肝經，維持血壓穩定。

低血壓，多發「ㄣ」和「ㄥ」音

與高血壓相對應的低血壓症狀，相信年輕女性朋友應該都不陌生，每當月經來潮期間，若是營養攝取不足夠，就容易感到頭暈目眩、全身無力、手腳冰冷、注意力不佳、食慾不振等，嚴重時甚至可能暈倒！

低血壓主要是血液中蛋白含量太低，血液濃稠度降低，因此補充高蛋白高熱量食物能夠改善症狀。除此之外，泡熱水澡可以促進血液循環，也能有效地改善低血壓。

中醫認為低血壓主要是氣滯血瘀或經絡阻滯所引起，應調理心經和脾經來改善，平日早晚可以利用十分鐘時間，發「ㄣ」音和「ㄥ」音，幫助血壓平穩。

> 肥胖可以從調理胃經和脾經，幫助平日飲食忌口來改善。

發「ㄥ」音，輕鬆少一圈

想瘦，有這麼難嗎？

在生活富足的現代社會裡，瘦身幾乎已成為全民運動，更是許多女人一輩子的志業。然而面對琳瑯滿目的減重方式，大家儘管躍躍欲試，卻往往又無所適從。

肥胖的原因各有不同，除了特殊疾病原因或基因之外，「多吃、少動」仍然是造成肥胖的主要關鍵。中醫認為肥胖主要是過量肥甘食物或缺乏運動所引起，調理的方向可以從調理胃經和脾經，幫助平日飲

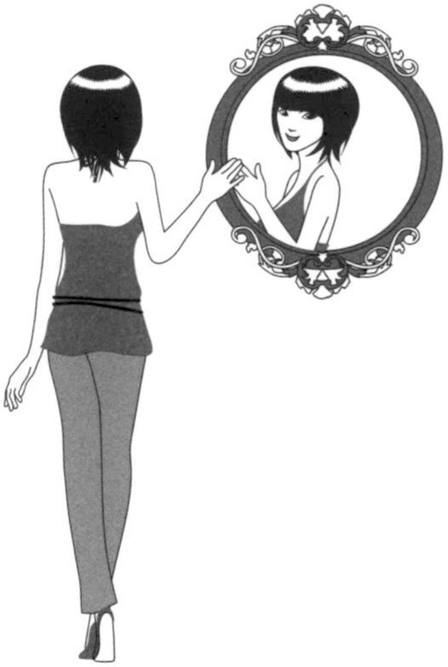

食忌口來改善。

除此之外，維持良好的代謝率，也是瘦身的一個重點。許多中年人都感覺到，隨著年紀越來越大，代謝率逐年下降，平日三餐也沒有多吃什麼，不知不覺就一年比一年胖。中年肥胖容易引發各種疾病，但無奈基礎代謝率越來越低，減重越來越難，該如何才能成功地控制體重呢？

許多工作忙碌的人常抱怨，他們也知道要運動才能提升身體代謝，但工作就是這麼忙，睡覺都沒時間了，哪來的時間好好運動呢？

發「ㄥ」音，自然瘦

在我的經驗當中，使用注音符號養生法，協助了許多人不靠藥物或手術，自然而然地瘦下來。

首先，我請他們每一餐飲食時間延長十分鐘，這十分鐘能夠給予人充分去感受攝取食物的飽足感，減低食量。而在餐後兩個小時，利

利用發音來提高身體代謝率，適用於各種類型的瘦身需求者。

用五到十分鐘，發出「ㄙ」音，提升代謝率，如此持續三個月。

利用發音來促進身體代謝率，這種方法適用於各種類型減重需求者，只要平時稍微控制一下飲食，提升基礎代謝率，體重自然而然就會下降。

發「ㄚ」和「ㄥ」音，讓女性胸前更偉大

胸部大小與基因有關

多數女性很在意自己的上圍，希望能有勻稱的身材。雖然目前豐胸整形手術很流行，但還是有許多人不敢輕易嘗試，擔心侵入性的整形手術可能為健康帶來傷害。

隨著時代進步，美容整型手術做得越來越精緻，醫生也會儘可能協助患者排除各種可能的後遺症，只是有些人的體質較為特殊，難以承受一定的風險。除此之外，女生多半還是覺得「自然美最好」，希望靠著運動或飲食，自然而然地提升罩杯。

其實一個人的胸圍大小，主要還是取決於基因，但我們可以利用一些方法，在這個先天基礎上好好地發揮，將它的優勢提升出來。

一般來說，如果胸圍太小，除了天生基因影響之外，還有可能是

胸圍大小主要取決於基因，還有可能是肝鬱氣滯或氣血虛所引起。

肝鬱氣滯或氣血虛所引起的。最常見的例子是：有些女生走路習慣彎腰駝背，說話時氣若游絲，精神容易緊張，這就是體質虛弱的現象。這類型的女性不但血液循環不好，而且皮膚看起來也較暗沉、缺乏彈性，這也成了愛美女性的一大困擾。

膳食與發「ㄚ」、「ㄙ」音並用

對此，中醫多以調理肝經、胃經和脾經來改善，建議可以多喝玫瑰花茶飲、九層塔炒蛋、金針排骨湯、烏梅仙楂茶飲和檸檬醋飲。

寬胸解鬱是改善的方向，此時可以用注音符號養生法輔助，在日常生活中，多發「ㄚ」音和「ㄙ」音，有助於舒緩抑鬱之氣，疏通氣血！

發「ㄥ」、「ㄤ」、「ㄚ」和「ㄨ」音，戰勝青春痘

中、西醫觀點不同

青春痘又稱痤瘡或是粉刺。在西醫來講，這種情況是因為皮膚沒清潔乾淨，導致毛囊堵塞所引起的發炎，治療方式多為從臉部清潔上著手，搭配消炎藥方及清淡的飲食來做調整。

但在中醫而言，除了調理外在之餘，還得從體內的五臟「肝、心、脾、肺、腎」著手，使其達到平衡，才能夠徹底消除發炎，解決青春痘的問題。

許多愛美的女生最在意的就是「面子」問題，只要和朋友吃一頓麻辣火鍋或者週末到KTV歡唱通宵，隔天臉上可能就會出現一顆「蠢蠢欲動」的小紅點準備冒出頭，破壞了好心情，因此，只好趕緊採取補救

從體內的五臟「肝、心、脾、肺、腎」著手，使其達到平衡，才能徹底解決痘痘的問題。

措施，吃消炎藥、擦痘痘藥全都拿出來應急。

不同起因對症發音

體質燥熱的痘痘，發「ㄥ」、「ㄤ」音

不少成年女性如果是因為吃到辛辣、口味太重的食物導致長痘痘，通常可能是原本的體質本身就比較燥熱，所以只要一遇到刺激，就更容易引發脾胃濕熱，使得臟腑蘊熱阻塞而引起青春痘。因此，不妨從脾胃著手，基於「母病犯子」中的「實則瀉其子」原則，降低肺部火氣來調理脾胃問題，可以多發「ㄥ」、「ㄤ」音來幫助排除濕熱現象。

熬夜形成的痘痘，發「ㄚ」音

若臉上的痘痘是因為熬夜的關係而形成，當交感、副交感神經作

用失去平衡，身體的免疫力也會跟著下降，此時，細菌很容易侵入人體造成發炎，主宰「元神」的肝臟也容易發炎，導致肝火上升、內分泌失調的問題。因此，我建議熬夜長痘痘的人多發「ㄚ」音來改善，當然，更重要的是要盡快調整正常作息，才能夠回復自律神經平衡，跟痘痘的煩惱說再見。

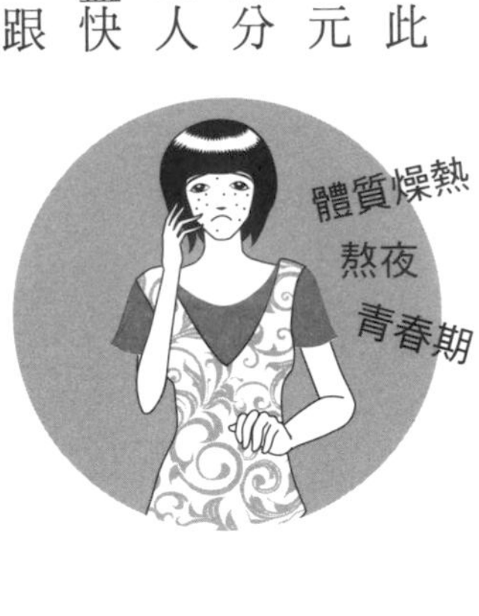

青春期多發「ㄨ」、「ㄤ」音

另外，還有一些媽媽們會煩惱自己正值青春期的寶貝兒女，臉上長滿了名副其實的「青春痘」該怎麼辦？萬一孩子用力擠壓會不會留下疤痕？像這些時候，我會建議她們請孩子多發對應腎臟的「ㄨ」音及肺臟的「ㄤ」音來改善情況。

中醫說「肺為腎上之水」，肺跟我們身體的排毒、皮毛有關，會長青春痘與肺臟有很大的關係，但是在孩子青春期的時候，腎會大量消耗掉肺臟的能量，使得肺臟功能變弱。肺臟一旦變弱，免疫力就會下降，導致細菌在皮膚或者毛囊上孳生，所以，針對這樣的狀況，一定要同時調理腎臟及肺臟，才能根治青春痘的問題。

針對青春期的狀況，一定要同時調理腎臟及肺臟，才能根治青春痘的問題。

此外，青春期的孩子皮膚較容易出油，選擇正確的洗面乳、少吃辛辣油膩的食物、保持充足睡眠等等，都是可以由內而外改善調理，再搭配自然五音法的效果，相信告別「痘花臉」並不困難！

發「ㄚ」和「ㄥ」音，改善肝、脾失衡，便秘沒煩惱

爲什麼會便秘？

便秘是現代人常見的疾病之一，比起罹患失眠的人口，便秘的人也不少，尤其在忙碌的現代社會裡，便秘族更是有日漸增加的趨勢。

會便秘的原因非常多，有些可能是飲食失調、只偏好攝取某一類型的食物造成的；或者是壓力過大、精神緊張；又或許是吃了某些藥物而引起便秘。甚至有些人不敢在家裡以外的地方如廁，因而有隱忍便便的習慣，久而久之，也會造成不正常排便，廢物全都堵在腸道裡不易排出，形成便秘的情況。

正常來說，健康的腸胃道消化系統，一天應該要排便兩次左右才算正常，也就是在十二小時內所吃進肚子裡的食物要消化完成，並且

「宿便」也是造成許多人小腹隆起的原因。

將剩餘的穢物透過腸道排放出體外，才算是健康的狀態。換句話說，若一天當中吃進去的東西沒有定時、定量地在時間內排出，就會堆積在大腸道內，時間一久，就會變成俗稱的「宿便」，這也是造成許多人小腹隆起的原因。

發「ㄚ」和「ㄥ」音，雙管齊下，調整體質

想要改善便秘的問題，可以針對肝臟、脾臟來做調理，因為肝臟主排泄系統，脾臟主消化系統，不論是什麼原因引起的便秘，大多與這兩個臟器脫離不了干係，因此，可以經常發肝臟的「ㄚ」音及脾臟的「ㄥ」音，來改善便秘的困擾。

脾臟功能變弱發「ㄥ」音

主宰消化系統的脾臟一旦功能較弱時，就會使腸道裡幫助消化的液體變少，使得廢物因缺少水分而變硬，大腸運作也會變差，變得虛

弱無力，便便因此較難排出，造成了便秘。這時候，多發「ㄙ」音來共振脾臟，就能使其失衡的功能盡快恢復，讓腸道消化的液體正常供應，大腸也不會虛弱無力，上廁所時變得順暢，不會有想拉卻拉不出來的「無力感」。

肝臟失衡發「ㄚ」音

另外一種造成便秘的狀況，就是主導排泄系統的肝臟失衡所導致。肝臟若肝氣鬱結不通順，連帶地會使得我們身體的其他氣體機能跟著鬱滯，腑臟功能失調，身體的氣血津液運輸也會失常，排便狀況跟著鬱積不順暢，形成便秘。因此，多發「ㄚ」音來改善肝臟失衡的狀況，能夠幫助體內的氣暢通。從肝氣先解除，讓氣血津液漸漸恢復正常，再搭配多吃綠色蔬菜、水果，做些有助腸道蠕動的運動，來改善便秘問題。

經常發肝臟的「ㄚ」音及脾臟的「ㄥ」音，來改善便秘的困擾。

令人敏感的「過敏」症狀

過敏，在現代人的生活中佔有相當高的比例，從老人到小孩、不分性別年齡，無一倖免。

儘管罹患過敏的族群相當大，造成過敏的原因也有非常多複雜的因素，像是季節交替、天氣忽冷忽熱、陰冷潮濕的天氣都可能是造成過敏的原因，或是吃下的食物含有過敏原……等等，很難斷定是因為某一種原因所引起的，但不論是異位性皮膚炎，還是蕁麻疹、濕疹、鼻子過敏等常見的過敏病症，患者多半都屬於過敏性體質，而且罹患的過敏現象經常反覆發作，情況嚴重的甚至全身長滿了紅斑，奇癢難耐，造成心理上的痛苦和生活上的不適。

針對這種狀況，西醫通常會以消炎針來解決病患的搔癢之苦，再輔以微量的類固醇來治癒過敏現象。若想進一步了解過敏原，可以到大醫院做抽血檢驗，以避免接觸或者吃進過敏原。

發「ㄤ」、「ㄥ」、「ㄨ」音，改善過敏

從中醫的角度來看，過敏性體質的人出現的過敏現象，大多是因為五臟中的肺臟、脾臟、腎臟功能失調所引起，因此，若要治療過敏的現象，也會從這三方面去調理，加上經常發肺臟的「ㄤ」音、脾臟的「ㄥ」音和腎臟的「ㄨ」音來改善。

肺臟受侵襲發「ㄤ」音

肺臟主宰我們的呼吸及排毒系統，而且由於它不耐寒熱的特性，容易受到風寒病邪侵襲，導致出現感冒、咳嗽、鼻塞的現象，皮膚也會因此而出現過敏現象，這時候，就要發「ㄤ」音來共振肺臟，讓它產生好的能量來改善肺臟失衡，使其正常運作。

改善過敏現象，可以常發肺臟的「ㄤ」音、脾臟的「ㄥ」音和腎臟的「ㄨ」音。

脾臟功能失衡發「ㄥ」音

脾臟主運化，負責身體的新陳代謝，一旦脾臟的功能失衡，會使得身體的濕氣聚集，形成濕瘀，造成皮膚容易過敏搔癢的症狀，這時候，就可以多發「ㄥ」的音來改善脾臟功能，舒緩皮膚搔癢的不適。

腎臟失衡發「ㄨ」音

腎臟主水，我們身體的水分運行主要由腎臟來主理運行，因此，一旦腎臟失衡就會讓身體的水失調，造成水分過多引起濕疹，或是因皮膚缺水、過於乾燥而引起的搔癢。若要改善水分失調的問題，可以多發「ㄨ」音來共振腎臟，改善身體失衡的狀況。

用注音符號養生法緩解過敏造成的不適

過敏體質的人一旦引發過敏症狀後，很容易復發，因此，當過敏症狀來襲時，可以運用注音符號養生法來緩解不舒服的症狀。

更重要的是，平常就要為身體打好「地基」，除了利用注音符號養生法使臟器平衡之外，也要多注意食物的攝取方式，例如：少吃油炸、炭烤的食物，避免讓肺部上火生痰。此外，多穿保暖衣物，少喝冰冷的飲品以避免造成肺部寒氣凝聚。

同時，也可以藥膳食補來增強身體的抵抗力，提升免疫力，例如：多吃一些有健脾去熱效果的薏仁、紅豆；補腎虛的芹菜、竹筍、小米、黑豆、絲瓜等食材，來加強臟氣功能。還要保持良好的運動習慣，讓身體有足夠的防禦能力抵抗外部環境的變化，不至於天氣一變化就產生皮膚過敏、一吃到不潔的食物就皮膚搔癢，從多方面來保健，相信令人頭痛的過敏問題也能逐漸改善，減少「吃這個也癢、吃那個也癢」的煩惱！

平常就要為身體打好「地基」，除了利用自然五音法，也要多注意食物的攝取方式。

設計自己的發音日記

每天發一聲，實用又有趣！

建議大家可以幫自己設計一個有趣的「發音日記」，每天運用不同的發音法來發聲，比較不會無聊，更有助於激勵自己持續進行。

例如：小英為失眠所苦快一個月了，經中醫診斷，她因為容易胡思亂想，給自己過多壓力，造成了肝火旺型失眠。

建議她以四週（一個月）的注音符號養生法來做改善，依照相生相剋法來設計不同的發音練習法。

小英的發音日記如後：

【原因】失眠 肝火上擾	原來（第一週）	相生（第二週）	相剋（第三週）	母子同音（第四週）
週一	ㄚ	ㄣ	ㄥ	ㄚㄣ
週二	ㄚ	ㄣ	ㄥ	ㄚㄣ
週三	ㄚ	ㄣ	ㄥ	ㄚㄣ
週四	ㄚ	ㄣ	ㄥ	ㄚㄣ
週五	ㄚ	ㄣ	ㄥ	ㄚㄣ
週六	ㄚ	聽音樂	ㄥ	聽音樂+ㄚ、ㄣ
週日	KTV	ㄣ	ㄥ	聽音樂+ㄚ、ㄣ

設計有趣的「發音日記」，每天運用不同的發音法來發聲，更有助於激勵自己持續進行。

「適合失眠聽的歌曲」例如：

追尋

詞：瓊瑤

我在細細的追尋　尋找這人世間唯一的真情ㄑㄧㄥˊ
我的腳步沉重ㄓㄨㄥˋ　我的心神不寧ㄋㄧㄥˊ
我睜ㄓㄥ開了我的眼睛ㄐㄧㄥ　我敞開了我的心靈ㄌㄧㄥˊ
尋找夢ㄇㄥˋ魂踩遍飄泊的身影ㄧㄥˇ
尋找夢ㄇㄥˋ魂踩遍飄泊的身影ㄧㄥˇ

＊本章的相關參考資料出自：謝汝光（2005），東方音樂治療，百善書房出版。

附錄
十種常見症狀保健一覽表

看完前面的介紹，你是不是已經充分了解耳穴按壓法與注音符號養生法的好處了呢？在這裡特別整理了十種常見症狀的因應之道，大家不妨針對自己的問題來試試看。

一天五分鐘，只要持續地進行，就能夠改善身體健康，擁有好氣色！

一、失眠

◎病症原因：情志抑鬱、肝火上升

◎保健原理：調理心經和肝經改善

◎耳朵穴位：肝點穴和心點穴

◎五音發聲：發ㄚ音和ㄣ音

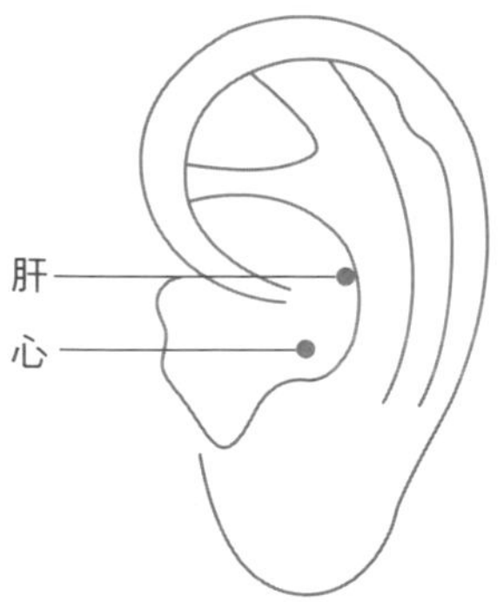

●好眠耳穴點

二、頭痛

◎病症原因：睡眠不足或經絡阻滯

◎保健原理：調理肝經和膽經改善

◎耳朵穴位：肝點穴和耳尖點穴

◎五音發聲：發ㄚ音

三、血壓高

◎病症原因：氣滯血瘀或肝陽上亢

◎保健原理：調理肝經改善

◎耳朵穴位：肝點穴和耳尖點穴

◎五音發聲：發ㄚ音

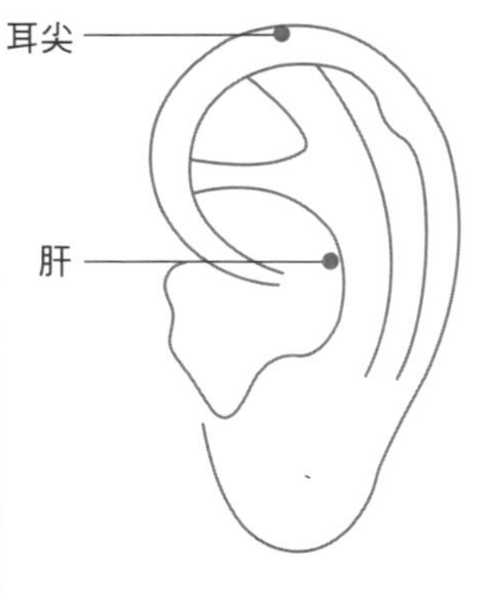

●頭痛保健耳穴點

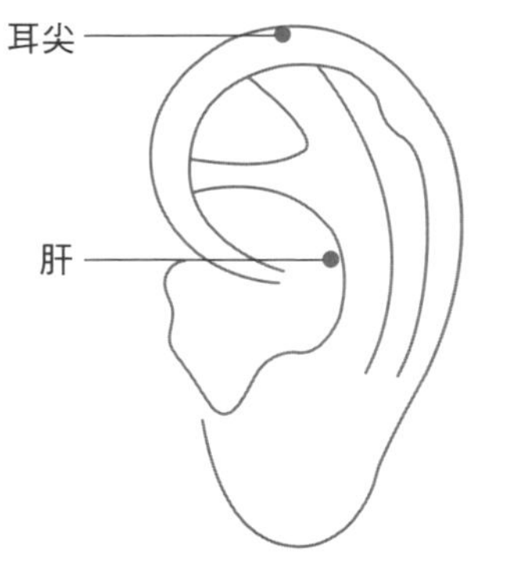

●血壓高保健耳穴點

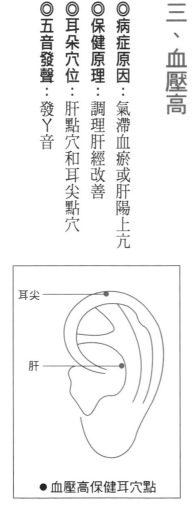

四、血壓低

◎病症原因：氣滯血瘀或經絡阻滯

◎保健原理：調理心經和脾經改善

◎耳朵穴位：心點穴和脾點穴

◎五音發聲：發ㄣ音和ㄙ音

五、肩膀痠痛

◎病症原因：坐姿不良或經絡阻滯

◎保健原理：調理膀胱經改善

◎耳朵穴位：外耳輪三點穴

◎五音發聲：發ㄨ音

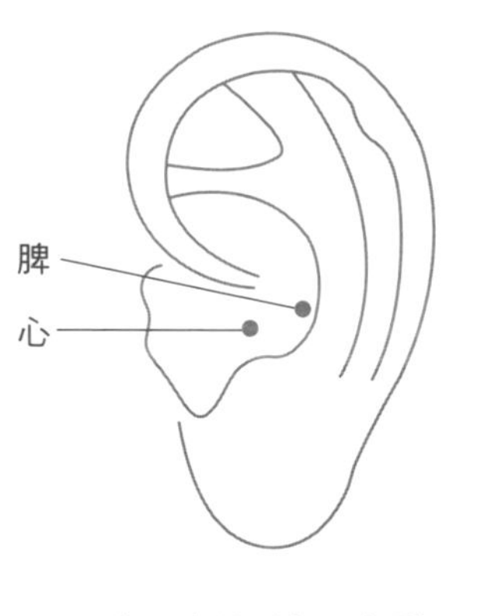

●血壓低保健耳穴點

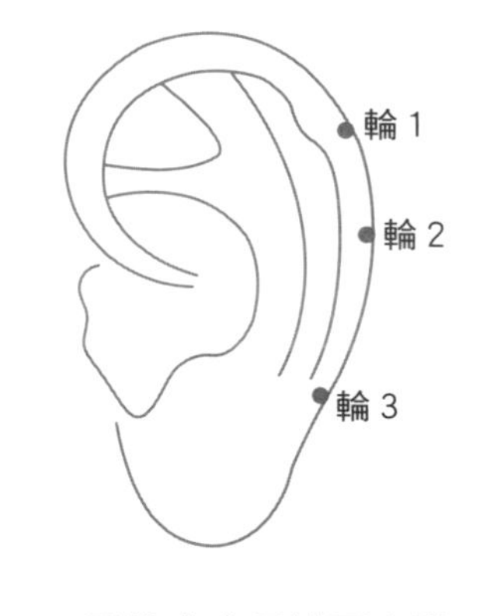

●肩膀痠痛保健耳穴點

六、胃痛

◎病症原因：飲食不節或肝氣犯胃

◎保健原理：調理肝經和脾經改善

◎耳朵穴位：肝點穴和脾點穴

◎五音發聲：發ㄚ音和ㄙ音

七、月經失調

◎病症原因：血滯或血枯

◎保健原理：調理肝經、脾經、腎經等三經改善

◎耳朵穴位：肝、脾點和腎點穴

◎五音發聲：發ㄚ音、ㄙ音和ㄨ音

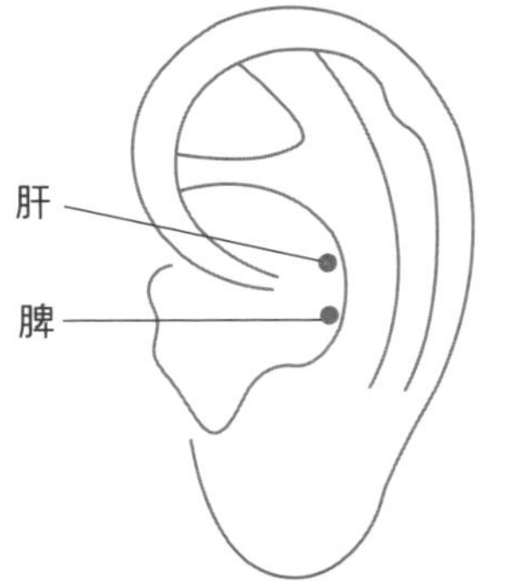

●胃痛保健耳穴點

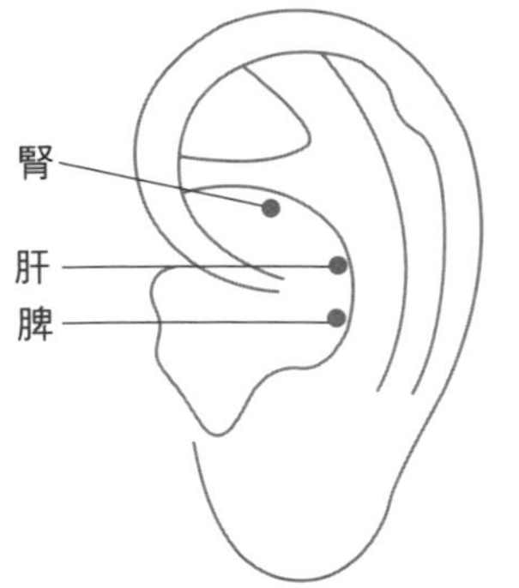

●月經保健耳穴點

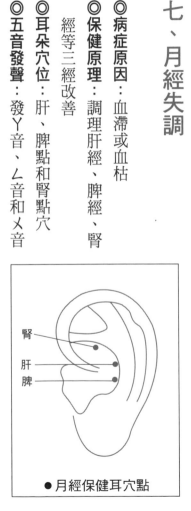

八、經痛

◎病症原因：憂思或氣血不足

◎保健原理：調理任脈改善

◎耳朵穴位：肝點和內分泌點穴

◎五音發聲：發ㄚ音和ㄨ音

九、腰背痠痛

◎病症原因：風寒濕邪使經絡阻滯

◎保健原理：調理督脈改善

◎耳朵穴位：外耳輪三點穴

◎五音發聲：發ㄚ音和ㄨ音

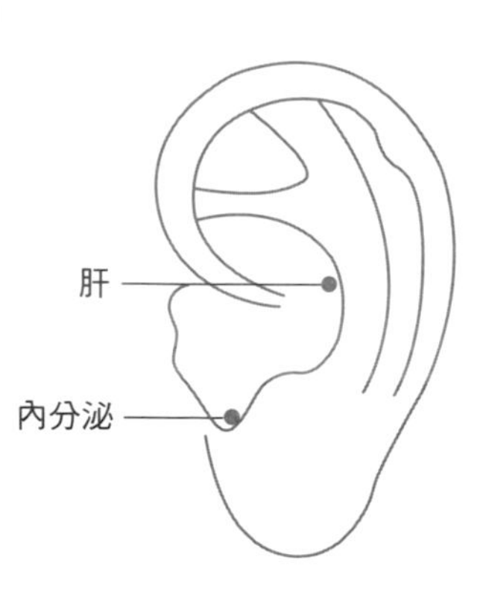

●經痛保健耳穴點

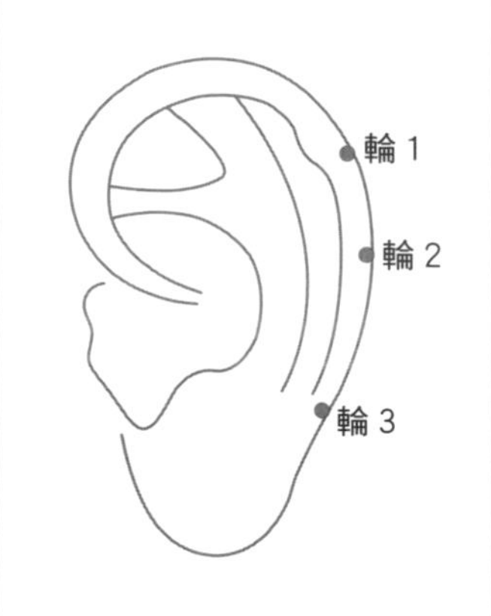

●腰背痠痛保健耳穴點

十、黑眼圈

◎**病症原因**：過敏體質或縱慾過度

◎**保健原理**：調理肺經和腎經改善

◎**耳朵穴位**：肺點穴和腎點穴

◎**五音發聲**：發ㄤ音和ㄨ音

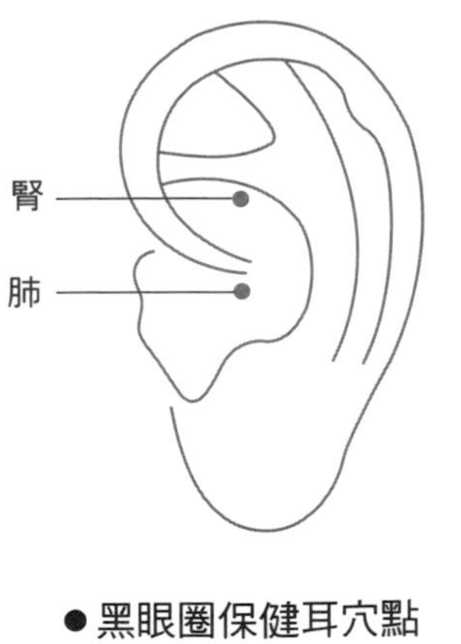

●黑眼圈保健耳穴點

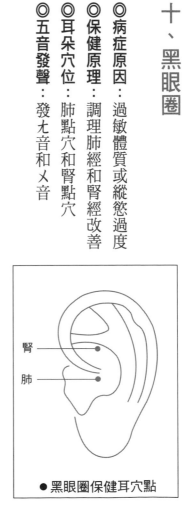

日本權威名醫教你打造
一輩子不必吃藥的身體

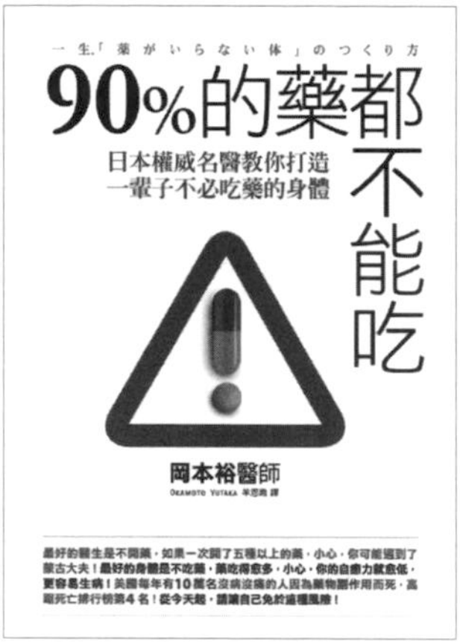

90%的藥都不能吃

岡本裕醫師◎著

最好的醫生是不開藥，如果一次開了五種以上的藥，小心，你可能遇到了蒙古大夫！最好的身體是不吃藥，藥吃得愈多，小心，你的自癒力就愈低，更容易生病！美國每年有 10 萬名沒病沒痛的人因爲藥物副作用而死，因爲藥物就等於毒物，很多藥只是暫時緩解症狀，其實根本不能治病，長期吃下來只會讓你的身體愈來愈糟！岡本醫師在本書中就要告訴大家不再需要藥物的飲食法、運動法、睡眠法和壓力處理法，終止你對藥物的依賴，讓你的身體恢復原本的自癒能力！

簡單10招，養成瘦身體質，
永遠不必再爲身材煩惱！

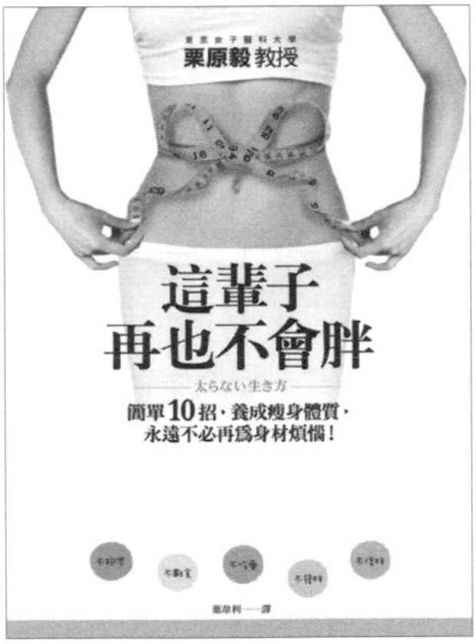

這輩子再也不會胖

栗原毅教授◎著

如果你試了各種減肥方式，從激烈的節食到只吃單一食物的減肥法，從上健身房流汗一小時到每天賣力搓揉腹部或大腿，但體重不是減得很少又復胖，就是把身體搞壞了，請你務必看這本書！日本權威名醫栗原教授發現，肥胖的問題其實出在「體脂肪」！他發展出「養成不發胖的飲食習慣」、「多活動以增加能量消耗」、「打造使用大量熱量的身體」三大原則，並提出十個簡單到讓你幾乎感覺不到負擔的瘦身法，教你把自己的身體維持在最好的狀態！

國家圖書館出版品預行編目資料

一天5分鐘，注音符號養生法 / 劉吉豐著；-- 初版. -- 臺北市：平安, 2012.05
面；公分. --（平安叢書；第384種)(真健康；18)
ISBN 978-957-803-823-3（平裝）

1.健康法 2.養生

411.1　　101006358

平安叢書第384種
真健康 18

一天5分鐘，注音符號養生法

作　者—劉吉豐
發 行 人—平雲
出版發行—平安文化有限公司
台北市敦化北路120巷50號
電話◎02-27168888
郵撥帳號◎18420815號
皇冠出版社(香港)有限公司
香港上環文咸東街50號寶恒商業中心
23樓2301-3室
電話◎2529-1778　傳真◎2527-0904
責任主編—龔橞甄
責任編輯—丁慧瑋
美術設計—程郁婷
著作完成日期—2012年1月
初版一刷日期—2012年5月

法律顧問—王惠光律師

讀者服務傳真專線◎02-27150507
電腦編號◎524018
ISBN◎978-957-803-823-3
Printed in Taiwan
本書定價◎新台幣250元/港幣83元